何でも調べればわかる今、レジデントノートがめざすもの

創刊 24 年目となったレジデントノート。
皆さまの声を聞きながら、
「研修医が現場で困っていること」や「意外と教わらないこと」、
「研修中に必ず身につけたいこと」を取り上げます。

そして、研修医に必要なことをしっかり押さえた、
具体的でわかりやすい解説を大切にします。

救急外来や病棟はもちろん、新しい科をローテートするとき、
あるテーマについて一通り勉強したいときも
ぜひ本誌をご活用ください。

私たちはこれからも読者の皆さまと
ともに歩んでいきます。

研修医を応援する単行本も続々発刊！

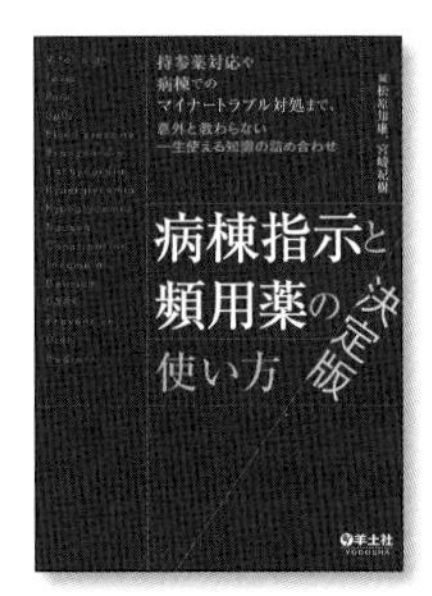

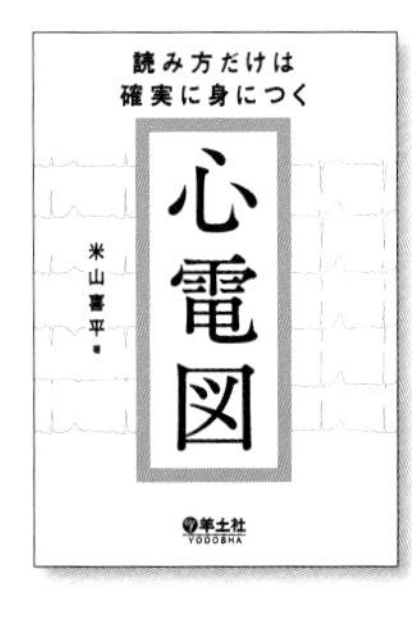

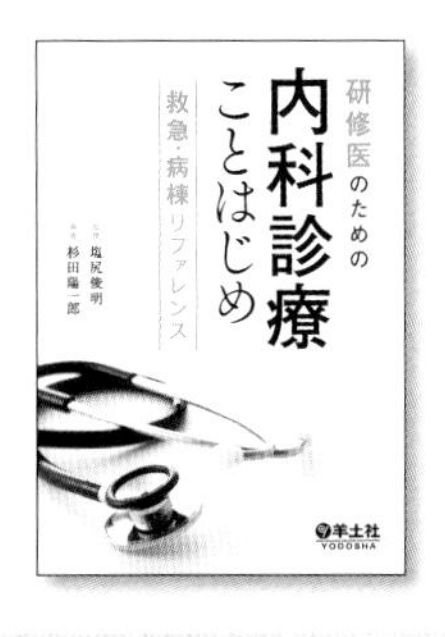

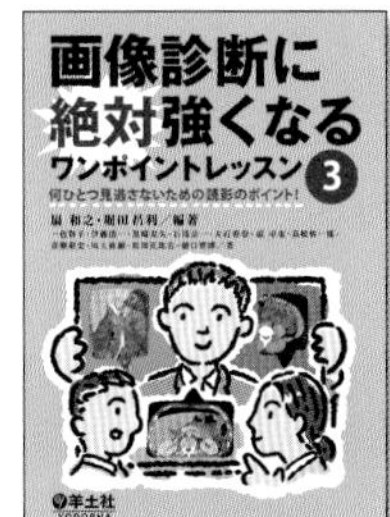

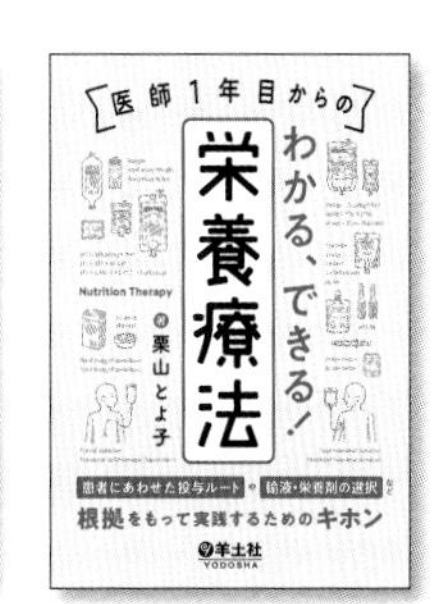

羊土社

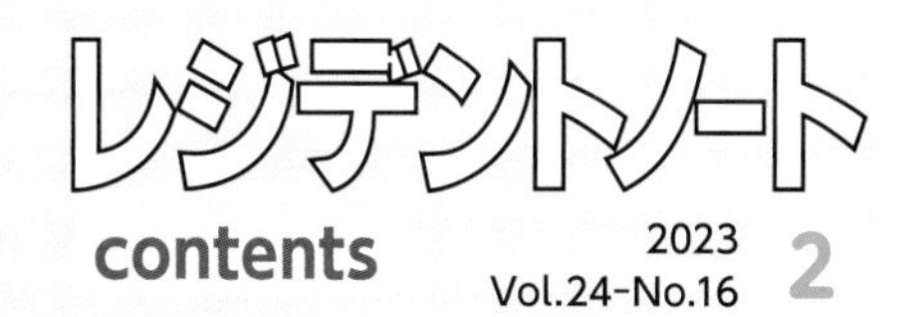

contents
2023 Vol.24-No.16 2

特集

研修医の学び方
限りある時間と機会をうまく活かすためのノウハウ

編集／小杉俊介（飯塚病院 総合診療科）

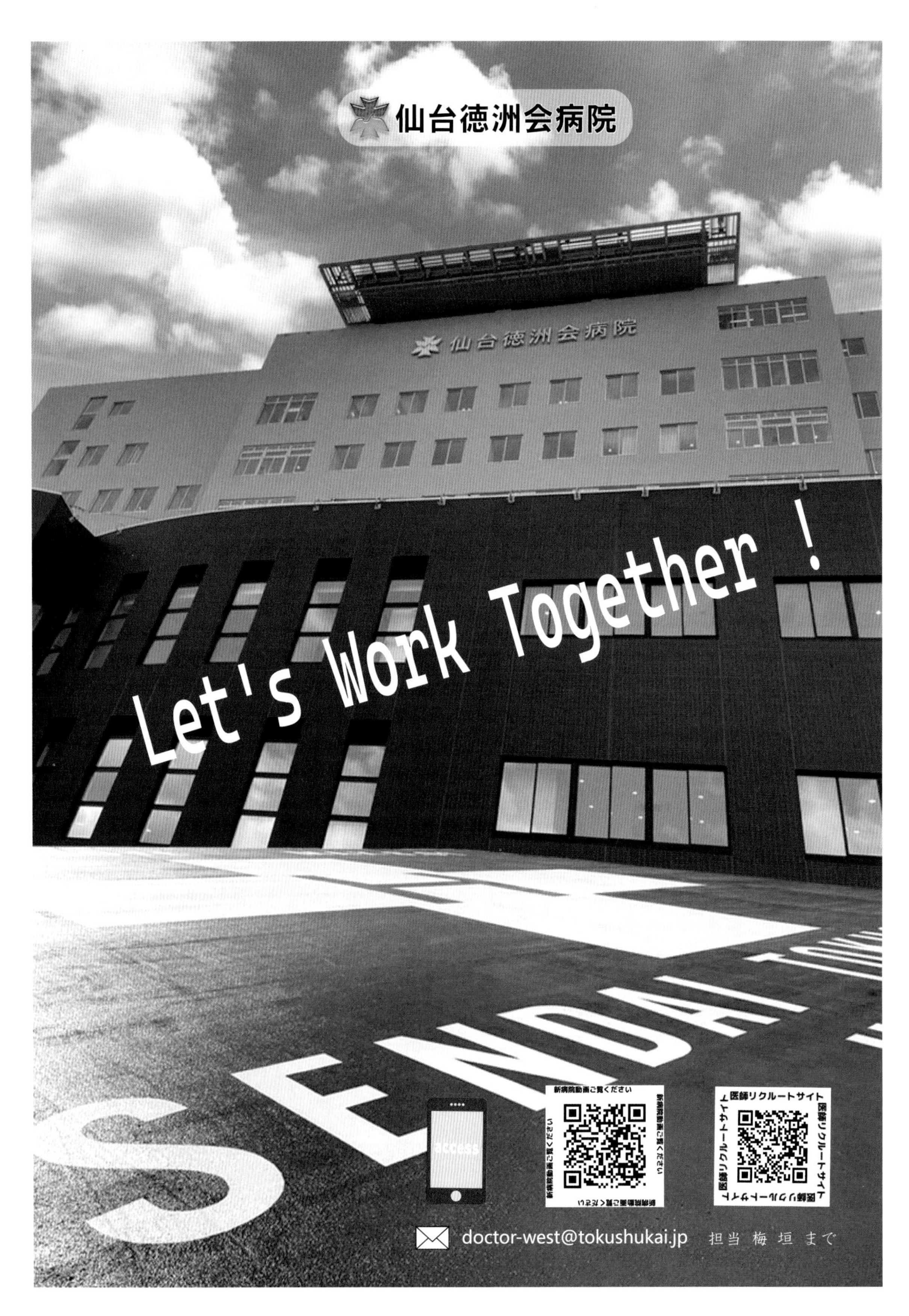
仙台徳洲会病院
仙台徳洲会病院
Let's Work Together !
SENDAI TOKU
access
新病院動画ご覧ください
医師リクルートサイト
doctor-west@tokushukai.jp 担当 梅 垣 まで

レジデントノート
contents
2023 2
Vol.24-No.16

連載

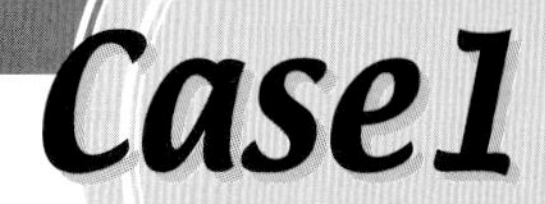

実践！画像診断 Q&A - このサインを見落とすな

[救急画像編]

強い下腹部痛を示す100歳代女性

（出題・解説）山内哲司

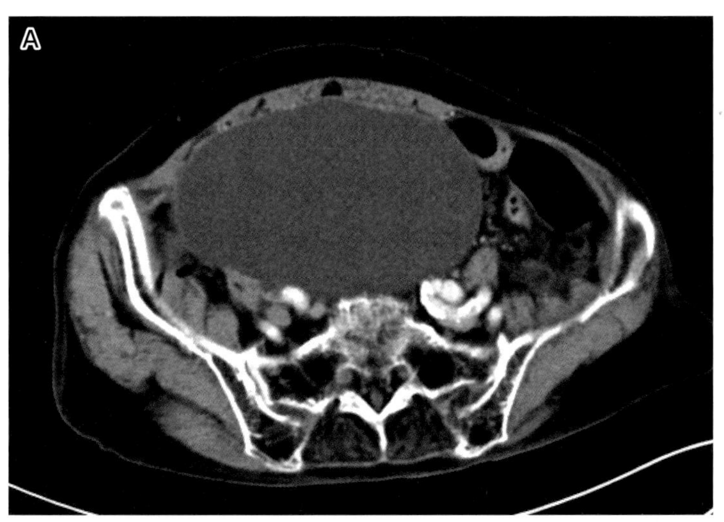

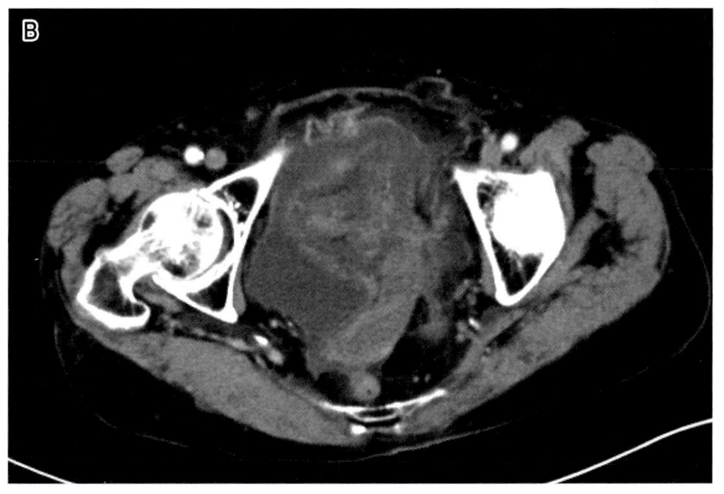

図1　腹部造影CT横断像
ランダムな2スライスを呈示.

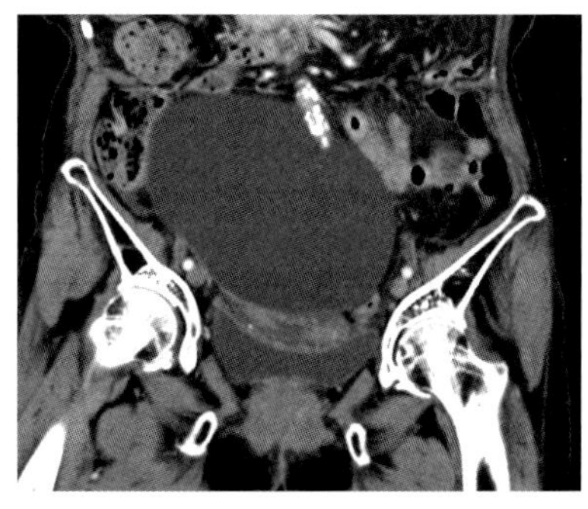

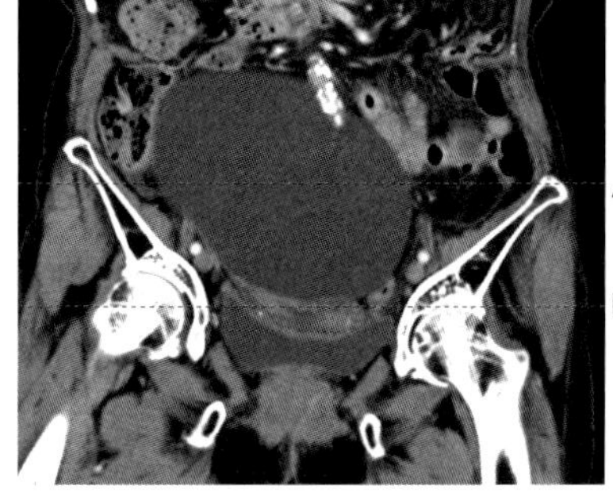

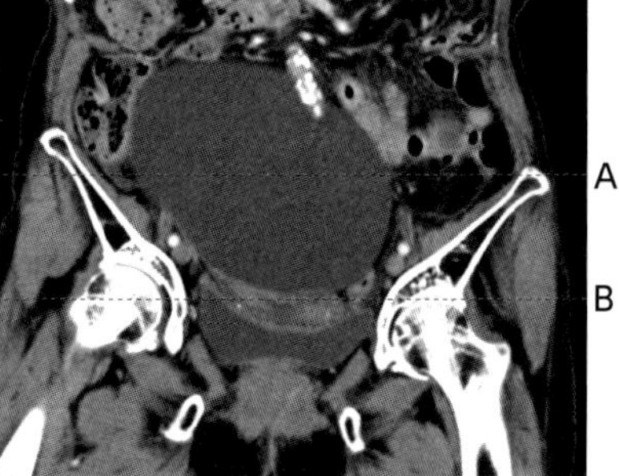

図2　腹部造影CT冠状断像
---はそれぞれ図1A・Bのスライスの位置.

病歴

病歴：急激に増悪する下腹部痛のため救急搬送.

身体所見：発熱なし．下腹部ほぼ正中に強い自発痛と圧痛あり．痛みに一致して少し膨隆，硬い腫瘤のような構造を触れる.

問題

Q1：造影CT（図1，2）の画像所見は？

Q2：診断は？

本症例はweb上での連続画像の参照を推奨します.

Satoshi Yamauchi
（奈良県立医科大学 放射線診断・IVR学講座，教育開発センター）

web上にて本症例の全スライスが閲覧可能です.

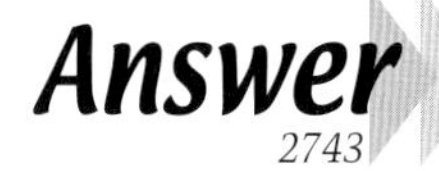

初期対応し相談に来た1年目研修医

強い痛みを訴えていて，診察もさせてもらえません．この低濃度腫瘤が痛みの原因と思うんですが，これは，よくある単なる卵巣嚢腫ですよね．あんまり痛そうには見えないです．

解答　左卵巣嚢腫茎捻転

A1：骨盤内に大きな低濃度腫瘤が認められる（図1A，図2：＊）．そのすぐ尾側に捻転茎と思われる軟部影が確認でき（図1B，図2►），それが子宮の左側に連続している．

A2：左卵巣嚢腫茎捻転．

解説

今回は卵巣腫瘍茎捻転のCT画像を取り上げた．卵巣捻転は生殖可能年齢の女性に好発，妊娠中にもしばしば発症するが，10～15％は閉経後の女性にも生じる．とはいえさすがに今回の症例のように100歳以上という超高齢者での発症はなかなか経験しない．今回は，超高齢社会での診療で経験される高齢者の腹痛について考えていただこうと思い本症例を選んだ．

思春期であれば正常卵巣でも捻転することがあるが稀であり，通常は卵巣腫瘍（奇形腫や嚢胞性腫瘍）が合併した状態で発症することが多い．発症には左右差があり，圧倒的に右側が多い．これは左側骨盤にはS状結腸があることから捻転するスペースがないためとされている．急性発症の腹痛や嘔気などの症状が多くみられるものの捻転を強く示唆する特異度の高い身体所見はなく，本症例でもそうであったが炎症反応の上昇なども通常は認められない．下腹部痛を呈する疾患の鑑別は多岐にわたることから，画像診断（超音波，CT，MRI）は有用であるケースが多い．

画像所見としては卵巣腫瘤の同定（先述のようにない場合もある），および捻転茎の同定が重要である．捻転茎とは，子宮と卵巣との間に認められるらせん状のまるで雑巾を絞ったような形態の軟部影のことで，捻転した卵巣間膜や卵巣提索，卵管を見ているとされる．この構造の同定が卵巣腫瘍茎捻転を支持する重要なポイントとなる．造影CTなどで卵巣実質の造影効果を確認することもあるが，本例のようにかなり壁の薄い嚢胞を伴って捻転していることも多く，壁の造影効果の有無ははっきりしないこともしばしばあるため，あまり頼りすぎないよう心がけたい．

今回は100歳以上という超高齢者の急性腹症を紹介した．この年齢からは腹痛の原因として癌や血管性病変をまず鑑別の上位にあげて診療することが望ましいだろう．しかし，その例外は当然あり，さまざまな可能性を排除せずに診療に臨むことが期待される．

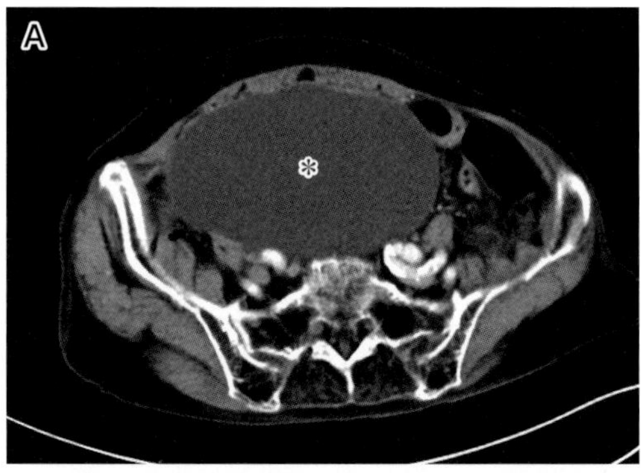

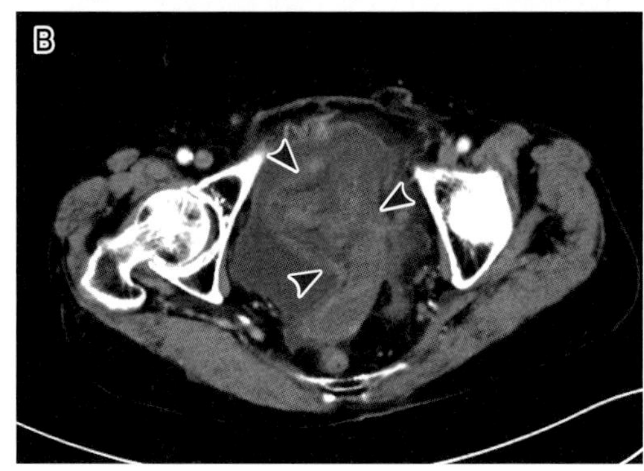

図1　腹部造影CT横断像
A）骨盤内正中に嚢胞性腫瘤と思われる低濃度腫瘤が確認される（＊）．壁は非常に薄く，造影効果の有無は評価できない．
B）嚢胞性腫瘤の尾側に捻転茎と思われる軟部影が確認される（►）．

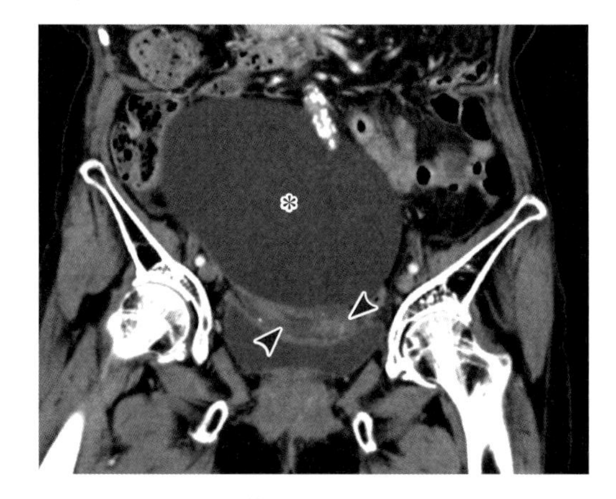

図2　腹部造影CT冠状断像

本コーナーはオンラインでもご覧いただけます：www.yodosha.co.jp/rnote/gazou_qa/index.html

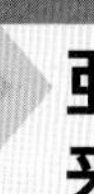

亜急性の経過で出現した乾性咳嗽を主訴に来院した70歳代女性

Case2

［胸部編］

（出題・解説）今井亮介，西村直樹

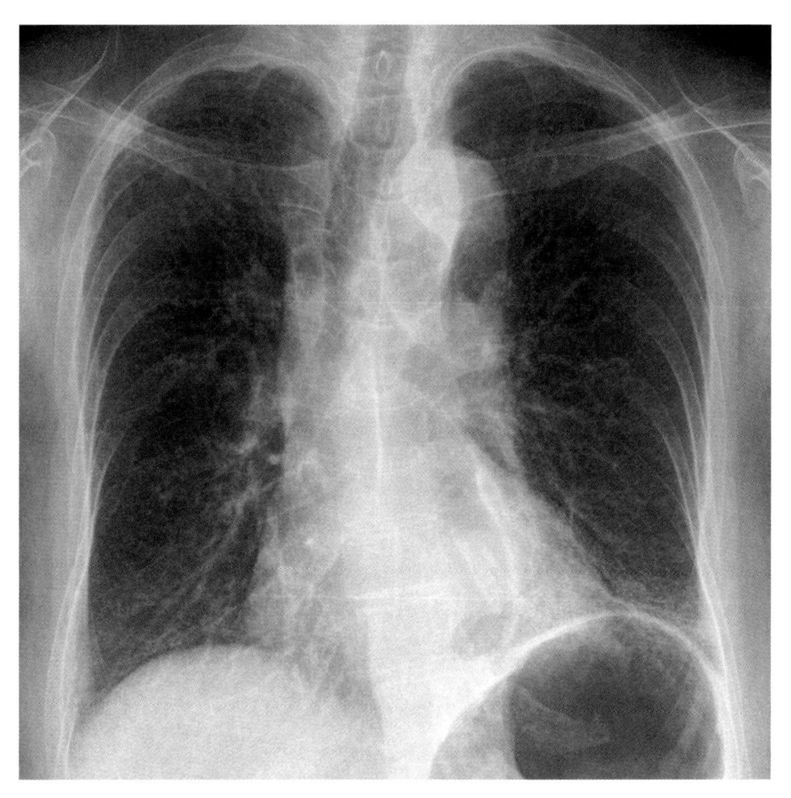

図1　来院時胸部単純X線写真

病歴

症例：70歳代女性．**既往歴**：高血圧，脂質異常症，逆流性食道炎．

現病歴：来院3カ月前から乾性咳嗽が出現した．近医を受診し抗菌薬にて加療をされたが咳嗽は改善せず，徐々に労作時呼吸困難が増悪し当科紹介受診となった．

身体所見：身長150 cm，体重45 kg．意識清明，体温36.5 ℃，血圧137/85 mmHg，脈拍75回/分・整，SpO_2 98 %（室内気）．心雑音なし．両側下背部聴診で吸気終末にfine cracklesを聴取．腹部軽度膨満，圧痛なし．両側手指の軽度腫脹，両側下腿浮腫あり．

内服薬：アムロジピン，ピタバスタチン，コデインリン酸塩．

生活歴：喫煙歴なし，飲酒歴なし．アレルギー歴なし．化学薬品曝露なし．住居は築25年一戸建て，カビが目立つことはない．ペットなし，鳥との接触なし．加湿器の使用なし．**家族歴**：特記事項なし．

血液検査：WBC 5,900 /μL（好中球76 %，リンパ球17 %，異型リンパ球0 %），Hb 12.0 g/dL，Plt 23.1万/μL，Alb 3.7 g/dL，AST 17 IU/L，ALT 11 IU/L，LDH 261 IU/L，CK 90 IU/L，UN 15.6 mg/dL，Cr 0.69 mg/dL，CRP < 0.04 mg/dL，KL-6 1,508 U/mL．

問題

Q1：胸部単純X線写真（図1）の所見は？

Q2：鑑別として何を考え，どのような対応や検査を行うか？

Ryosuke Imai，Naoki Nishimura（聖路加国際病院 呼吸器センター 呼吸器内科）

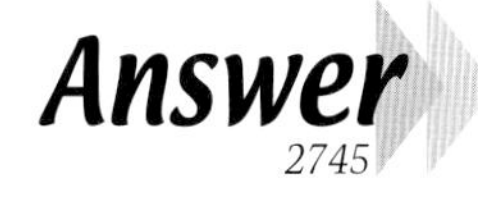

ある1年目の研修医の診断

両側下肺野と心陰影に重なる部分に網状影を認めます．亜急性な経過から，感染による急性肺炎よりは，気管支拡張症や間質性肺炎の可能性を考慮しつつ，胸部CT検査を施行します．

解答

全身性強皮症に伴う間質性肺炎

A1：胸部単純X線写真では両側下肺野優位のびまん性網状影を認める（図1○）．小葉間裂が肺野の上下方向中心よりやや下方にみられ（図1►），中下葉の含気減少が読みとれる．さらに中心陰影では，大動脈弓下から横隔膜上にかけて左右の食道傍線が描出され，食道拡張が疑われる（図1➞）．

A2：容量減少を伴うことから，間質性肺炎をより考慮する．食道拡張を認めることから，間質性肺炎の原因として全身性強皮症（systemic sclerosis：SSc）や混合性結合組織病（mixed connective tissue disease：MCTD）を想起し，身体所見の確認，特異的な自己抗体を提出する．

解説

本症例はSScに伴う間質性肺炎の症例である．胸部単純X線写真で両側下肺野優位の網状影に加え（図1○），小葉間裂がやや下方にみられることから，下葉の容積減少を伴う間質性肺炎の存在を第一に考える．中心陰影をよく観察すると，大動脈弓下から横隔膜上にかけて管状の透亮像をみとめ，食道拡張が疑われる（図1➞）．間質性肺炎の原因として，食道拡張を併発しうる基礎疾患，すなわちSScやMCTDを念頭におき，身体所見や血液検査を組み立てていくべき症例である．

CTでは，両側下葉優位に気管支拡張と容積減少を伴う網状病変があり（図2），胸部食道全体に連続性の拡張を認めた（図3➞）．経気管支凍結肺生検を施行し，fibrotic nonspecific interstitial pneumonia（f-NSIP）の病理像が得られた．また血清抗Scl-70抗体が850 U/mL（正常値10 U/mL未満）であり，レイノー現象，手指硬化，爪郭部の毛細血管異常を認め，SScに伴う間質性肺炎と診断した．間質性肺炎に対して，ニンテダニブ，プレドニゾロン，トシリズマブを使用し，呼吸器症状と網状病変は改善した．初診時からみられた胸やけ症状はプロトンポンプ阻害薬で改善したが，胸部CTでの食道拡張はその後も残存している．

SScは，皮膚や肺などさまざまな臓器において線維化，免疫異常，血管障害を引き起こす自己免疫性疾患である．間質性肺炎はSSc患者の47～84％に合併すると推定されており，主要な死因の1つである．典型的なCT所見は，両側下葉優位の気管支拡張を伴うすりガラス～網状病変であり，肺生検の病理像ではNSIPを認めることが多いとされる[1]．

また，食道は最もSScによる影響を受けやすい消化器官であるとされ，約75～90％の患者で，食道の機能異常が認められる．ミオパチー，ニューロパチー，線維化によって消化管の蠕動運動障害が生じ，食道拡張をしばしば認める．過去の研究によると，SSc患者の62～80％で食道拡張がみられると報告されており，SScを鑑別にあげるための有用な所見の1つである[2]．

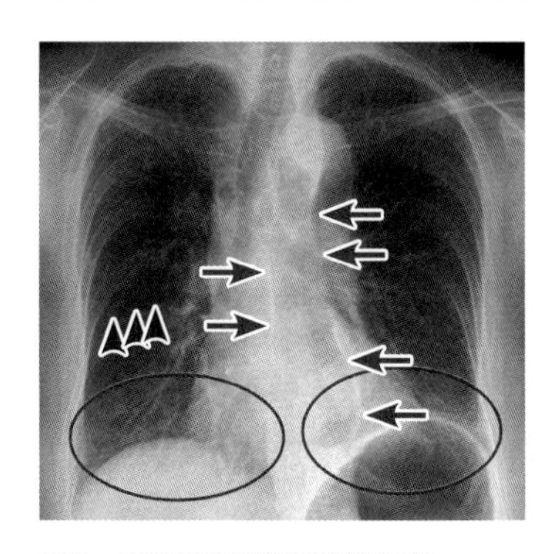

図1　来院時胸部単純X線写真
両側下肺野優位の網状影あり（○），小葉間裂の下方への偏位あり（►）．中心陰影では大動脈弓下から横隔膜上まで左右の食道傍線が描出されている（➞）．

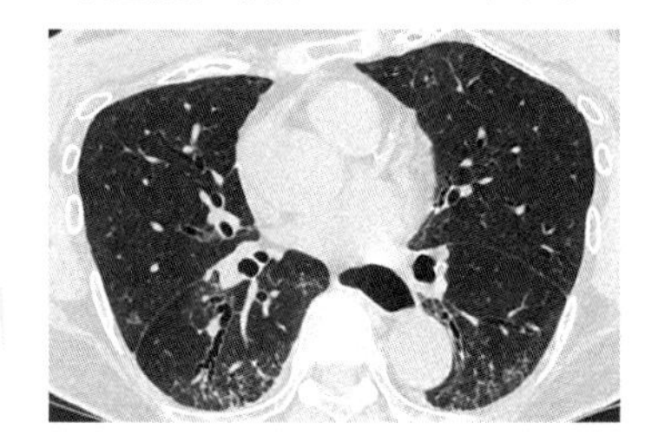

図2　胸部CT
両側下葉優位に気管支拡張と容積減少を伴う網状病変を認める．

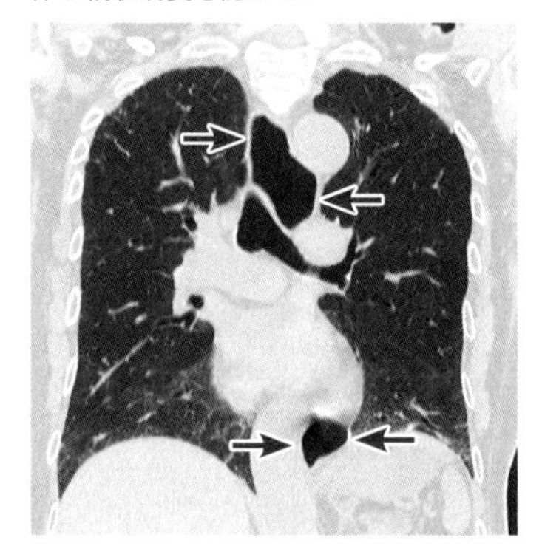

図3　胸部CT（冠状断）
胸部食道全体に連続性の拡張を認める（➞）．

引用文献

1）Distler O, et al：Predictors of progression in systemic sclerosis patients with interstitial lung disease. Eur Respir J, 55：doi：10.1183/13993003.02026-2019, 2020（PMID：32079645）

2）Vonk MC, et al：Oesophageal dilatation on high-resolution computed tomography scan of the lungs as a sign of scleroderma. Ann Rheum Dis, 67：1317-1321, 2008（PMID：18165322）

本コーナーはオンラインでもご覧いただけます：www.yodosha.co.jp/rnote/gazou_qa/index.html

交通事故による左眼球破裂が疑われた10歳代男性

Case3
[頭部編]

（出題・解説）久保卓也，中尾篤典

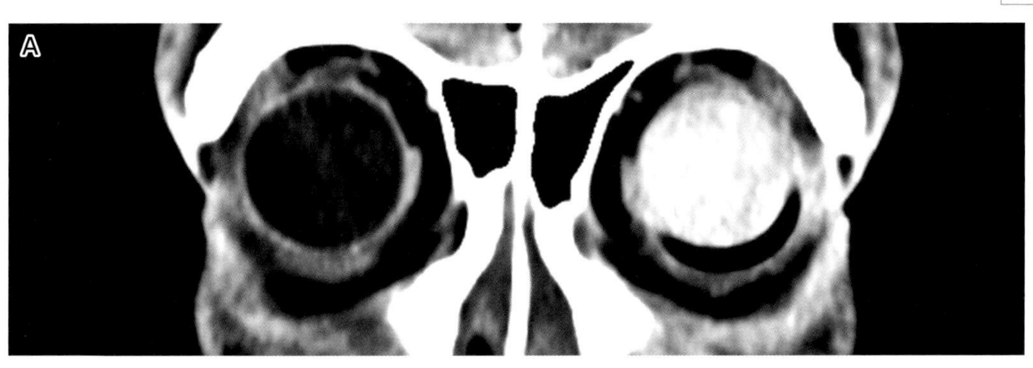

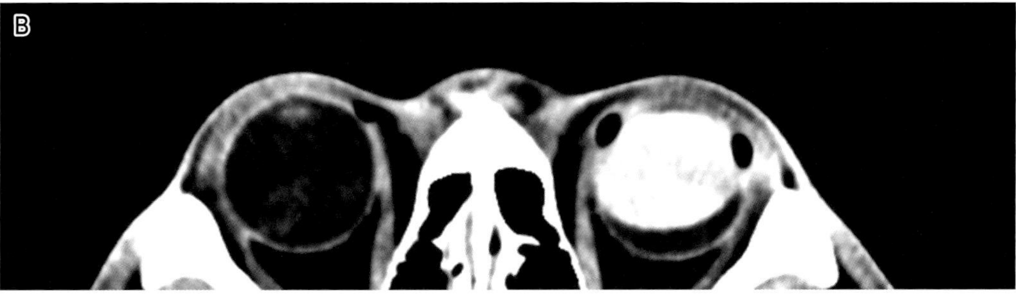

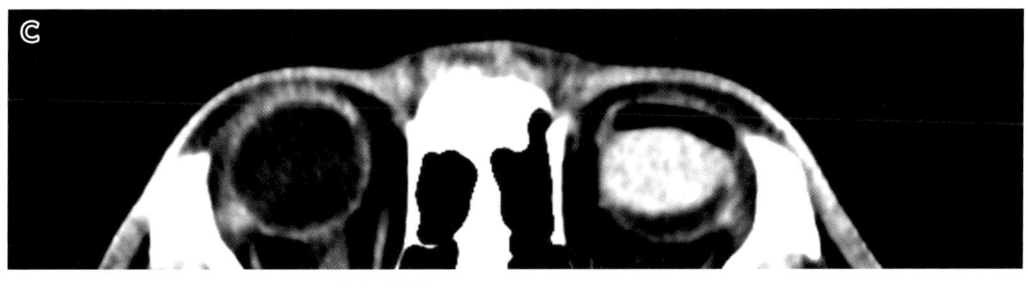

図　来院時単純CT
A）冠状断像，B）横断像，C）横断像（Bより尾側）．

病歴

症例：10歳代男性．

現病歴：原付バイク運転中，交差点で出会い頭に時速40 kmで走行中の自動車と衝突した．

バイタルサイン：会話可能．血圧120/95 mmHg，脈拍85回/分，意識レベルE4V5M6（JCS 1），呼吸数14回/分，体温36.5℃，SpO_2 98％（room air）．事故の記憶はなく，受け答えにやや違和感があるものの，それ以外はFirst impression，Primary Surveyに異常なし．Secondary Surveyで，前頭部の挫創を認めた．頭蓋内病変の検索と，眼球を評価するためにCTを撮像した．

問題

Q1：画像所見（図）と診断名は何か？

Q2：救急外来勤務中，「CTでの眼球内高吸収」で想起する鑑別は？

Takuya Kubo，Atsunori Nakao
（岡山大学医学部 救命救急・災害医学）

web上にて本症例・横断像の全スライスが閲覧可能です．

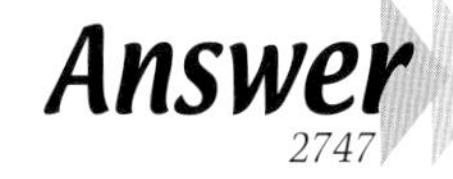

ある1年目の研修医の診断

頭部打撲の病歴で，眼内に高吸収域ということは，眼球破裂に伴う出血？ だったら緊急手術しないと！ でも，これだけひどいと，眼球摘出するしかないんじゃ….

解答

眼科手術後のシリコンオイル残存

A1：左眼球内中心部に高吸収像（図➡）がみられたが，CT値が出血・血腫とは異なり，実際は眼科手術後のシリコンオイルが残存したものであった.

A2：眼球破裂，眼内異物，硝子体出血，眼内腫瘍など.

解説 外傷診療・救急外来という環境で，眼球内の高吸収域像を見つけるとまず想起されるのは，出血を伴う眼球破裂や眼内異物であろう．眼球破裂は鈍的外傷が瞬間的な眼圧上昇をもたらすことで，内から外への損傷を引き起こす，開放性眼外傷である．開放創の縫合閉鎖，眼内異物の除去，組織構築の修復が必要となる．眼内異物が今回の画像の病変位置である硝子体内に認められる場合には，異物の摘出と感染制御が必要となる．いずれにおいても眼科コンサルテーションを要する病態である[1].

しかし，本症例においては，左眼球内・中心部の高吸収像（図➡）は眼科手術に用いるシリコンオイル，その周囲を取り囲む低吸収域（図○）は網膜固定用のバックルバンドであった（その意味で，眼内異物という診断は間違ってはいない）．画像による鑑別を考える場合にはCT値が有用で，通常出血・血腫が50～90 HUであるのに対して，シリコンオイルは110～130 HU程度の値をとる[2]．ただし実際の診療場面を想定すると，このケースで，画像所見だけで正確な診断に至ることは難しく，病歴聴取と身体診察に立ち返ることが求められる症例だったといえよう．実際，家族への詳細な病歴聴取から，患者が過去に外傷性網膜剥離に対して水晶体再建術・網膜固定術を受けていたことが判明した．本症例では，眼科併診で保存加療としている.

救急診療において眼球がCT撮像される場面としては，外傷や神経所見その他の理由から撮像される頭部CTに「映り込む」ことによるものが多い．CTアクセスがよい日本において，人工物を用いる眼科手術既往のある患者が増加している診療背景は，撮像した以上はすべての画像を読むことを求められる私たちにとって，決して易しいものではない．しかし，救急・外傷における眼科疾患は決して軽視できるものではなく，外傷から入院に至る症例のうち，2～6％は眼科関連の問題を伴う[3]とされており，実感以上に割合が多い．加えて，眼内異物をはじめとして，緊急性のある疾患も少なくない.

今回のような症例で“出血ミミックとなる眼球内人工物”を見破るために学ぶべきは，眼科救急・眼科画像それ自体もさることながら，それ以上に求められるのは，病歴や身体所見に立ち返る重要性であろう[4].

引用文献

1）「TEXT眼科学 改訂3版」（坪田一夫，大鹿哲郎／編），pp226-227，p299，南山堂，2012

2）Murray JG, et al：Intraocular silicone oil for retinal detachment in AIDS：CT and MR appearances. Clin Radiol, 51：415-417, 1996（PMID：8654006）

3）Scruggs D, et al：Ocular injuries in trauma patients：an analysis of 28,340 trauma admissions in the 2003-2007 National Trauma Data Bank National Sample Program. J Trauma Acute Care Surg, 73：1308-1312, 2012（PMID：22914085）

4）Nojima T, et al：Unrecognized Orbital Images Cause Diagnostic Confusion：Silicone Oil and Implanted Silicone Encircling Bands. Case Rep Emerg Med, 2021：9940395, 2021（PMID：34239738）

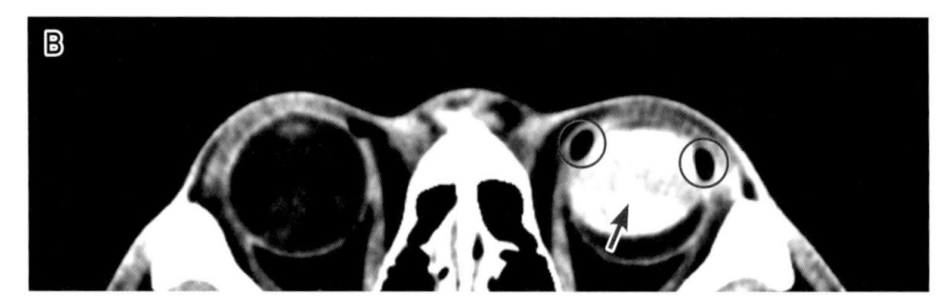

図　来院時単純CT

水晶体再建術に使用したシリコンオイル（➡）.
網膜固定術に使用したバックルバンドの断面（○）.
＊頭蓋内に出血や梗塞などの所見は認めなかった.

本コーナーはオンラインでもご覧いただけます：www.yodosha.co.jp/rnote/gazou_qa/index.html

研修医の学び方
限りある時間と機会をうまく活かすためのノウハウ

特集にあたって

小杉俊介

1 研修医の学修環境の変化

研修医の皆さんを取り巻く環境は日々変化しています．最近では，新型コロナウイルス感染症の流行により臨床での学修のしかたが大きく変化しました．何も気にすることなく対面で行われていた実習や研修などにはさまざまな制限がつき，それまで行われてきた教育にも変化が求められています．2020年6月にJACRA（Japanese Chief Residents Association：日本チーフレジデント協会）で行った調査では，COVID-19患者に接する可能性がある業務については，67％の施設で研修医の参画を制限していました．カンファレンスに関しても中止にしたりオンラインでの実施に変更したりとさまざまな工夫が行われています[1]．

また2024年度からは本格的に働き方改革が実施され，勤務時間が厳格に制限されるようになります．これに関連して，「研修できる時間が減ってしまって，経験数が減って成長する機会が奪われてしまう」といった意見をよく耳にします．変化には不安はつきものなのでそう考えること自体は当然だと思いますが，果たして本当に成長する機会が奪われてしまうだけなのでしょうか．他国を見ると，例えば米国でも患者安全の観点から研修医の勤務が制限されてきました．しかし，その結果として1年目レジデントの病棟での診療時間減少や申し送り頻度が増加することなど，負の側面も報告されてきました[2]．近年では勤務時間の制限を緩和しても患者の転帰には差がないとの報告がなされ[3, 4]，その結果を受けて米国でも連続勤務時間の制限が緩和されています．この知見は，勤務時間は長ければ長い方がよいということではなく，ある程度の制限は必要だが制限しすぎなくてもよいかもしれないと捉えることができます．

とはいえ，研修医の労働時間は増えすぎると抑うつが増えることも報告されており[5, 6]，研修医の皆さんにとっては休息をとることも重要です．

表 Just-in-Time learningとJust-in-Case learning

Just-in-Time learning	今目の前にある事象に関しての学修 例：目の前に低ナトリウム血症の患者がいて，その診断アルゴリズムについて学ぶ
Just-in-Case learning	いつか出会うかもしれない事象に関しての学修 例：毎月発行される雑誌を読んで，いつか出会うかもしれない疾患について学ぶ

ここから見えてくるのは，「**勤務・臨床の場面での時間や機会は限られているので，その制限があるなかでの学びを最大化する**」ことが皆さんに求められているということです．

「限られた勤務・臨床の場面での学びを最大化する」ためには，Just-in-Time learningとJust-in-Case learningとをうまく掛け合わせる必要があります（**表**）．

目の前にある疑問を丁寧に解決しつつ，いつか出会うであろうまだ経験したことのない疾患や症候・手技などを業務外で学んでおくと，出会うチャンスがあった際にその学びを最大化できます．

2 本特集の特徴

本特集では，若手指導医の先生方が実際に自分で行っていたり，自施設の研修医と共有していたりする，2023年現在の最も効率的な学び方をシェアしてもらいます．多少の教育的・学修的な理論の紹介はありますが，それよりも筆者たちが実際に行っている方法の紹介を中心としています．

前半に「業務時間中の学びを最大化する方法」，後半に「業務時間外での学びを最大化する方法」，そして最後には「自分自身が教える側になることの，“学ぶ”という観点からの意義」を書いてもらっています．

学び方には唯一解はなく，万人にとってうまくいく方法があるわけではありません．しかし，先輩たちが実際に試行錯誤の結果として実践している方法は，皆さんの学修の手助けとなると思います．自分に合った方法が見つかれば，それを実践してみてもらえると嬉しく思います．自分自身のメンタルヘルスを維持しながら，医療者としての成長を最大化しようと試みている先輩たち自身の経験を共有することにより，研修医の皆さんの成長の加速度が上がることと思います．

引用文献

1）小杉俊介：コロナ禍におけるJACRA所属施設での実際．医学教育サイバーシンポジウム（第3回 卒後教育），2020 https://cybersymposium.jp

2）Desai SV, et al：Effect of the 2011 vs 2003 duty hour regulation-compliant models on sleep duration, trainee education, and continuity of patient care among internal medicine house staff：a randomized trial. JAMA Intern Med, 173：649-655, 2013（PMID：23529771）

3） Bilimoria KY, et al：National Cluster-Randomized Trial of Duty-Hour Flexibility in Surgical Training. N Engl J Med, 374：713-727, 2016（PMID：26836220）

4） Desai SV, et al：Education Outcomes in a Duty-Hour Flexibility Trial in Internal Medicine. N Engl J Med, 378：1494-1508, 2018（PMID：29557719）

5） Nagasaki K, et al：Association between mental health and duty hours of postgraduate residents in Japan：a nationwide cross-sectional study. Sci Rep, 12：10626, 2022（PMID：35739229）

6） Fang Y, et al：Work Hours and Depression in U.S. First-Year Physicians. N Engl J Med, 387：1522-1524, 2022（PMID：36260798）

Profile

小杉俊介（Shunsuke Kosugi）

飯塚病院 総合診療科

研修医や学生の皆さんが時代に合った学び方で効率よく学ぶことは１つの能力になってきています．技術の進化や外部環境の変化のスピードに負けず，無理のない範囲でしっかりと成長していけるお手伝いができると嬉しいです．

【実臨床で効率よく・濃く学ぶ】

知識を実臨床で効率よく身につける

西澤俊紀，長崎一哉

①指導医から教えてもらうときは，必ず自分のノートにメモを残す．業務をしていてわからなかった疑問もメモして，後で指導医に質問をする
②ローテーションの目標について，ローテーションの前や中間地点で指導医と相談をする
③指導医のフィードバックは自分を成長させるプレゼントと受け止める
④デジタルの学習ツールを使いこなして，わからない疑問を業務時間内に効率よく調べる

はじめに

本稿では研修医が業務時間内に知識を効率よく身につける方法として，指導医から学ぶ方法と，自分自身で調べながら学ぶ方法について分けて記載しています．本稿を執筆するにあたり，聖路加国際病院の研修医たちに「最近の研修医が業務時間内にどう効率よく学習するか？」アンケート調査を行いました．アンケートの回答を踏まえながら，上記の方法について解説していきます．

1 業務時間内にどのような手段で学習をするか

2022年9月に聖路加国際病院の研修医20名に「業務時間内にどう効率よく学習するか」という視点でアンケート調査を実施しました（**表1**）．その結果，研修医が業務時間内に学ぶ手段として，「指導医から学ぶ」関連の項目が最多を占めていることがわかりました．ほかに同僚や先輩研修医から教えてもらうことも，研修医にとっては業務時間内の学びの機

表1 業務時間内にどう効率よく学習するか？
（聖路加国際病院の研修医20名へのアンケート調査）

業務時間内に指導医のレクチャーで学ぶ	18（90％）
指導医から口頭で教わる	17（85％）
指導医の姿勢を見て学ぶ	13（65％）
指導医からフィードバックを受ける	11（55％）
同期や先輩の研修医から教えてもらう	12（60％）
院内資料をPDF化してパソコンやiPad等に入れていつでも読めるようにする	15（75％）
インターネットやアプリでわからないことを検索して学習する	12（60％）
自分自身でまとめた資料をパソコンやiPad等に入れていつでも読めるようにする	12（60％）

会になっていました．

そして，指導医などの他者から学ぶ以外に，研修医個人が業務時間内に学習に用いる方法としては，院内資料や自分でまとめた資料をパソコンやiPad等に入れていつでも読めるようにする，インターネットやアプリでわからないことを検索して学習する，などがあげられました．

今回は，忙しい日々の業務時間内に研修医が①指導医からどのように知識を効率よく学ぶか，②自分自身でどのように調べながら効率よく学ぶか，の2点に分けて説明していきます．

2 指導医から効率よく学ぶ

研修医にとって業務時間内と業務時間外の学習における最大の違いは，業務時間内には指導医が側にいることです．研修医・指導医の双方にとって忙しい時間的制約のなかで，研修医はどうしたら指導医から知識を効率よく学ぶことができるのか，耳学問で知識を教えてもらう際に気をつけることと，上手なフィードバックの貰い方の2点について紹介します．

1）指導医から教えてもらう豆知識や，業務中の疑問は必ずメモを残す

研修医が現場で指導医や先輩研修医から教えてもらうチャンスが耳学問です．研修医のわからない疑問についても，デキる指導医はスラスラと口頭で答えてくれます．同じ質問をしないように，指導医から教えてもらった内容は必ずメモに残しましょう．また業務中のわからなかった疑問もメモに残して，後で指導医に質問をしてみましょう．

❶ 指導医からレクチャーや耳学問で学んだ知識は必ず自分のノートにメモをする

指導医の先生がフラッと病棟に現れたときが，研修医にとって業務時間に指導を受ける絶好のチャンスです．指導医から口頭で知識を教えてもらえることが多いですが，疲れていると頭に残らない場合もあるため，メモを残していつでも見直せるようにすることが大切です．ただし，**患者さんの個人情報の印刷物にメモを残してはいけません．**必ず自分自身のノート，もしくは電子媒体（後述するメモアプリなど）にメモをしておきましょう．

また，その知識が耳学問的によく広まっていても，実はエビデンスに乏しい場合もあるため，その場で指導医の先生に「いま伺ったことを後で学んでみたいので，このエビデンスや詳細はどこに書いてあるか教えていただけますか？」と**文献や教科書の出典を指導医に確認しておく**とよりよいと思います．

❷ 業務時間内に思いついた疑問をメモして，後で指導医に質問をする

仕事をしていてふと思った疑問があれば，必ずメモを残しておきましょう．後述する「自分自身で効率よく調べる方法」で業務時間中に自分で調べてもよいですが，業務時間内には指導医が研修医の側にいることが多いので，ぜひ指導医の先生に積極的に質問をしてみましょう．少しハードルが高いかもしれませんが，指導医にとっては研修医から質問をされるということはそれだけ頼りにされているということなので，多くの指導医は決して嫌な顔はしないと思います．むしろ質問をすることで，「積極的な研修医だな」と思われ，指導医に認めてもらえるチャンスです．ただし，自分自身で調べられそうな簡単な疑問については，業務時間内に自分で調べる緊急性や重要性があるのか，それとも業務時間外に宿題として自分で調べるべきなのか，自身で判断をすることも時には大切です．

> **ここがポイント**
>
> **指導医からの口頭のレクチャーは必ず自分のノートにメモを残す！ 業務をしていて思いついた疑問は指導医に積極的に質問をしよう！**

2）指導医からよいフィードバックをもらうには？

フィードバックは医師の臨床パフォーマンスにプラスの影響を与えます[1]．**臨床研修において指導医からフィードバックなしに業務をこなすことは「研修」ではなく「労働」であり，自身の業務に対するフィードバックを受けることでその業務は「研修」といえるようになります．**よい研修病院とはレクチャーが豊富なだけではなく，自分の業務に対し指導医からたくさんフィードバックを受けられる環境か，という視点が大切だと思います．業務時間内に指導医からよいフィードバックをたくさん受けられるように，2つのTipsを紹介します．

❶ ローテーションの目標について，ローテーションの前や中間地点で指導医と相談をする

指導医からよいフィードバックを受けるために，**まず自身がこのローテーションで何を学びたいか，具体的に指導医に伝えられる機会をつくる**とよいと思います．違う診療科を

希望している研修医がローテーションとして配属されたとき,「うちの科で何を教えてあげればいいのだろう」と不安に思っている指導医は多いと思います.「私は今回のローテーションで,具体的に○○○ができるようになりたいです.そのために自分なりに努力しますので,至らない点があればぜひフィードバックをください」と事前に指導医に伝えられると,指導医としても何をこの研修医に教えるべきなのかが明確になります.また指導医がローテーションの最後に振り返りやフィードバックをすると,研修医は「もう少し早くそのことを教えてくれたら,ローテーション中にもっとできたのに…」という気持ちになるでしょう.そこで,ぜひ**ローテーション中間地点に振り返りを行い,最初に掲げた目標を達成できているか指導医と話し合ってみてください**.積極的に自身の目標を達成できるように,指導医とコミュニケーションをとれるとよいと思います.

❷ フィードバックのよい受け取り方を心得る

指導医から厳しく指導(フィードバック)を受けると,これまでのパフォーマンスがすべて否定されているように感じてしまい,フィードバックを受けることを苦手に感じる研修医もいるかもしれません.

研修医にとって,自分ができなかったことに対して指導を受けるということは苦手に思えて当然ですが,フィードバックは「自分を成長させるプレゼントなんだ!」と,そのときの失敗経験を成長の過程として捉えられるように意識する心構えが大切です.

フィードバックを受けた際は,今後の学習・行動計画の修正を明確にして,相手に感謝の気持ちを伝えましょう.

【例】

「フィードバックをしてくれてありがとうございます(**感謝**).A先生が言う通り,患者さんの既往について十分把握できていなかったと思います.この薬が何の薬だったのか知りませんでした(**自身の以前の理解度と,反省**).これから自分が知らない薬をオーダーするときは,薬剤検索をして適応疾患と用法用量について調べたうえでオーダーするように心がけます(**学習・行動計画の修正**).A先生,またぜひフィードバックをお願いします(**感謝**)」

〔もちろん指導医のほうも,研修医へフィードバックをする際,研修医との十分な信頼関係を築いたうえで,事前に研修医の理解度を確認(研修医の自己評価や根拠から)し,言葉の伝え方に気をつけ(感情的に注意しない,客観的・中立的に伝える),研修医が安心できる環境(周りに同僚がいない,など)のなかで伝えるなど,よいフィードバックのための努力が必要です.〕

ここがポイント

指導医のフィードバックは自分を成長させるプレゼント! と受け止める.

3 自分自身で調べながら効率よく学ぶ

業務中にわからないことが生じたとき，それが緊急・重大な問題である場合は，必ず指導医に確認すべきですが，何でもかんでもすぐに質問していると，お互いの業務が進まないときがあります．研修医は，業務時間中にわからない疑問について，自身である程度は解決できるようになりたいのではないでしょうか．ここでは聖路加国際病院の研修医がわからない疑問を調べる際に使用するウェブサイトやアプリケーション，また自分自身の知識をまとめているメモアプリについて，アンケートをもとに紹介します（表2）．

1）業務時間内にインターネットで検索し学習するときに用いるウェブサイト

業務中にわからないことを検索して学習するときに用いるウェブサイトについて，最多の回答はUpToDateでの検索とGoogle検索でした．次に多い媒体はPubMedと医書.jpでした．UpToDateはバートン・ローズ先生（アメリカの腎臓内科医）が立ち上げた，Wolters KluwerのWolters Kluwer Health部門の会社によるオンラインの医療リソースです．多くの疾患の疫学や症候，検査所見，治療方法について詳しく記載されており，また最新の情報にアップデートされています．フルアクセスするためには購読契約が必要ですが，研修病院では契約している場合が多いでしょう．個人で契約する場合，日本の研修医であれば1年間209ドルで契約できます（2022年11月現在）．

2）業務時間内にスマートフォンで検索し学習するときに用いるアプリケーション

業務中にスマートフォンでわからないことを検索して学習するときに用いるアプリケーションについて，最多の回答はHOKUTO，次いでSlackでした．HOKUTOは株式会社HOKUTOが開発した医師向け臨床支援アプリのことで，有名病院からのナレッジシェアや臨床試験のビジュアルアブストラクトが配信されており，また150以上の医療計算ツールを無料で利用可能です．最新の医学情報を入手し，横断的に医学情報を検索することができます．Slackは2013年に登場したチームコミュニケーションツールで，聖路加国際病

表2 業務時間内の疑問を解決する手段（聖路加国際病院の研修医20名へのアンケート調査）

わからないことを検索するウェブサイト	UpToDate	16（80％）
	Google	16（80％）
	PubMed	10（50％）
	医書.jp	11（55％）
わからないことを検索するアプリ	HOKUTO	17（85％）
	Slack	8（40％）
自分でまとめた資料を確認するアプリ	Evernote	11（55％）
	Notion	7（35％）

院では各診療科のワークスペースのなかで研修医たちや指導医が複数のチャンネルを立ち上げ，研修医自身が学んだことを共有したり，指導医が作成した資料を共有したりしています．ワークスペースのなかで検索をすると，その検索ワードが入っているメッセージや資料を閲覧することができます（ただし，2022年9月のアップデートで，フリープランは3カ月以内のメッセージや資料のみしか閲覧できなくなってしまいました）．当院ではSlack以外にMicrosoft TeamsやMicrosoft SharePointなどのマイクロソフト社が提供するソフトウェア製品を採用しており，診療科ごとにつくられたTeamsで院内のファイルが共有されるようになり，スマートフォンのアプリケーションからも資料にアクセスできます．

また，アンター（Antaa）株式会社の提供するAntaaのアプリケーションも個人的におすすめです．医師同士で質問回答ができるプラットフォーム・AntaaQAのなかで研修医でも気軽に質問することができ，またAntaaSlideでは他施設の指導医のスライドを供覧することができ，非常に勉強になります．

3）業務時間内に自分でまとめた資料を確認するときのメモアプリ

業務中に自分自身でまとめた資料を確認するときに用いるメモアプリについては，最多の回答はEvernote，次にNotionでした．Evernoteを使うかNotionを使うか人それぞれの印象を受けますが，どちらの場合も自分自身がまとめたノートや，勉強会でもらった資料をメモアプリのウェブサーバー上に保存をしておいて，業務時間中にいつでも検索して見返すことができるように利用しています．

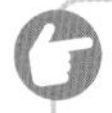
ここがポイント

業務時間内にデジタル検索ツールを駆使して，効率よく調べながら自己学習できるように工夫する

おわりに

業務時間内に研修医が効率よく学習する方法について，指導医から学ぶ方法と，自分自身で調べながら学ぶ方法を解説しました．

アンケート結果をみると，最近の研修医が業務時間内に使用する学習ツールは，紙ベースからデジタルベースに完全に移行していることがわかります．一方でアンケート調査では「指導医から教えてもらう」ことが学習機会として最多であることがわかりました．やはり研修医にとって業務時間内に効率よく学習するためには指導医の存在が大きく，本稿を読んでいただいた研修医の先生には，いつか指導医になったときに，未来の研修医たちへ根気よく丁寧に指導してもらいたいなと思います．

利益相反開示
西澤俊紀は，株式会社HOKUTOより業務委託料や原稿料をいただいています．

引用文献

1）Jug R, et al：Giving and Receiving Effective Feedback：A Review Article and How-To Guide. Arch Pathol Lab Med, 143：244-250, 2019（PMID：30102068）

【コラム】当院での「研修医の学び」にかかわる取り組み，シェアします

聖路加国際病院にはやる気に満ち溢れた初期研修医が毎年25名入職してくれます．初期研修医や後期研修医の教育係として，病院全体の選挙で選ばれた3名の内科チーフレジデントが研修医教育を担います．聖路加国際病院の研修医は病棟勤務に携わる機会が多いため，内科チーフレジデントには研修医が病棟業務を早く一人前にできるよう育てるミッションがあります．

そのために内科チーフレジデントは，初期研修医を対象に毎週土曜日の午前7時から1時間かけてコアカンファレンス（コアカン）を開催しています．扱う内容としては病棟コールの頻度が高い「発熱，血圧低下，酸素化低下，頻脈・徐脈」といった症候の知識や対応のしかた，「脳梗塞，急性膵炎，消化管出血，急性心筋梗塞，急性心不全」といったよくあるcommonな内科疾患の知識や対応のしかたなど，年間を通して全40回のレクチャーを行います．また，内科チーフレジデントは内科の朝会（Morning Report）で，直近で入院された教育的な症例を紹介し，初期研修医や後期研修医のレベルに合わせて学んでほしい知識をデリバリーします．時期によっても研修医の知識がさまざまであるため，4〜7月は基本的な内容，年度の後半になっていくにつれて難しい内容を扱います．その他，内科チーフレジデントは各専門科の指導医のレクチャーのスケジュールを調整し，指導医のレクチャーから研修医の学びをより増やせるようコミットします．

最近は新型コロナウイルス流行の影響で，研修医が大勢集まる学習機会の提供が難しく，オンラインを利用した学習の頻度を増やしています．例えば，2021年度のコアカンでは講義の事前録画を研修医が視聴して予習したうえで，当日のレクチャーでは学習したことをアウトプットするFlipped classroom（反転授業）などの新しい試みを取り入れました．これからも聖路加国際病院の内科チーフレジデントは研修医の学びを最大にできるよう挑戦を続けていきます．

Profile

西澤俊紀（Toshinori Nishizawa）

聖路加国際病院 一般内科
東京医科歯科大学 国際健康推進医学分野 大学院生
聖路加国際病院 一般内科の総合診療研修プログラムでは，デキる病院総合診療医になりたい研修医の先生を受け入れています．聖路加国際病院の伝統ある内科研修で病院総合診療を学ぶことができ，また総合診療研修，救急部研修，小児科研修も充実しています．病院総合診療医や病院家庭医になりたい先生はぜひ見学をお待ちしています．

長崎一哉（Kazuya Nagasaki）

水戸協同病院 総合診療科
病院総合医として急性期病棟診療を行いながら，医学教育や臨床研究に力を入れています．チーフレジデントという研修医のリーダーを束ねる団体（日本チーフレジデント協会）の共同代表でもあります．日本の臨床教育，内科診療の質を向上させることを生涯のミッションと考えています．

【実臨床で効率よく・濃く学ぶ】

手技を実臨床で効率よく習得する

加藤心良，長崎一哉

①限られた時間，経験数のなかで効率よく手技を学ぶ必要がある

②「学び上手」「教えられ上手」になるためには意識すべきポイントがある

③「学び上手」「教えられ上手」は相互に作用して学習効率がよくなる

はじめに

自分が初期研修医だった頃を思い返すと，手技はとても魅力的でした．学生から研修医になり学ぶべきことは多いですが，そのなかでも手技は成功・失敗がわかりやすく，達成感を味わいやすいですよね．しかしここ数年，手技の学習を取り巻く環境は大きく変化しています．まず，COVID-19の流行により，気管挿管などのエアロゾルの発生が懸念される手技は経験数が少なくなっています．また，近年の働き方改革の影響で，業務時間が短縮し，手技を経験する機会そのものが減少しています[1)]．

このような環境の変化のなかで，われわれは業務時間内の学びの質を今まで以上に高める必要があります．執筆に際して，藤田医科大学病院および周辺の初期臨床研修病院の研修医や上級医にアンケートを行い，手技の学習についての希望や懸念点を調査しました．本稿ではこのアンケートの内容を踏まえ，初期研修で手技を学ぶためのポイントをまとめました．初期研修期間は今後一生使える学び方の基礎をつくる期間です．前途有望な皆さんが賢く，楽しく学べる手助けができれば幸いです．

症例

突然ですが，下記状況を想像してみてください（図1）．

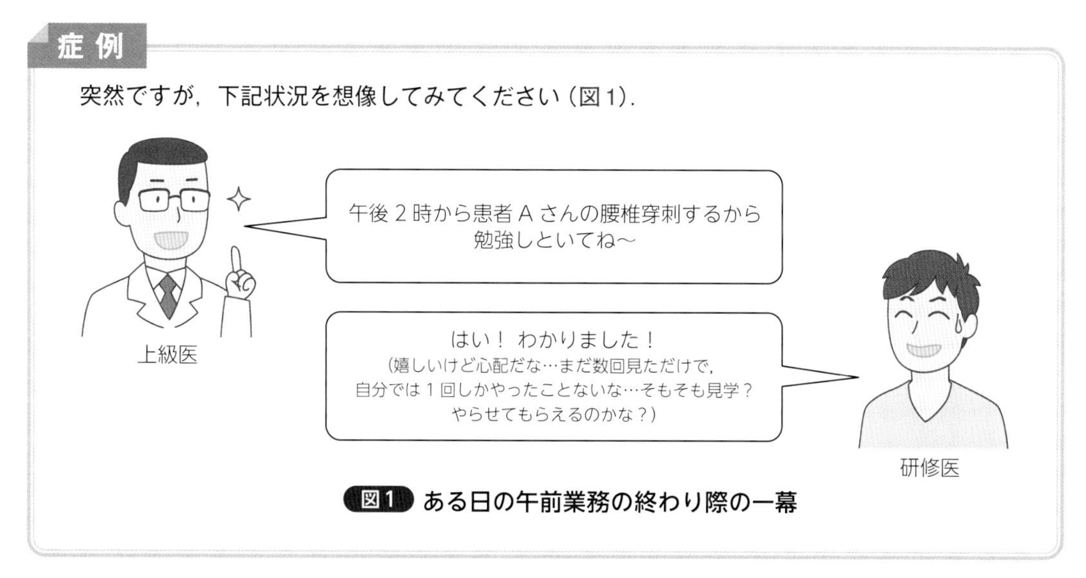

図1 ある日の午前業務の終わり際の一幕

このようなやりとりが，全国の研修病院で起こっていると思いますが，皆さんは経験がありますでしょうか？ この後，皆さんはどんな準備をして，手技終了後どんな感想をもつでしょうか？

・急いで参考書や動画で手順を確認したが，うろ覚えのままだった，以前も勉強したはずなのに….
・手技ができると思ったら見学のみだった．
・終了後，成長に繋がるフィードバックがなかった．

こんな思いをしないために以下の２点が大切です．

・**「学び上手」であること**
・**「教えられ上手」であること**

皆さんは普段，これらをどれだけ意識して実践していますか？

1 金の卵よ，「学び上手」となれ！！

1）手技の構成要素を把握して，苦手部分を集中的に学習しよう

「手技ができる」とはどのような状態をさすのでしょうか？

実技（カテーテルを挿入するなど）を成功させることはもちろん大切ですが，それだけで「手技ができる」と考えてはいけません．**手技にはいくつもの構成項目（プロセス）があることを押さえましょう（表1）**．例えば，実際の現場では手技の実施前にまず手技の適応と禁忌を理解する必要があります．さらに同意書の取得や物品準備も必要です．手技中には手技が成功したか，失敗したかの判断があり，手技後には合併症の確認から手技記録の記載まで必要です．

表1 手技の構成項目および課題と感じる部分

手技の流れ

手技の構成項目	研修医自身が課題と感じる割合（%）	上級医からみて課題と考える割合（%）
教材による事前学習	25	36
シミュレーションなどの事前学習	42	72
適応・禁忌の把握	67	46
同意書の取得	0	9
必要物品の準備	25	64
成功・失敗の判断	33	33
合併症・トラブル対応	83	63
手技記録の書き方	17	9

藤田医科大学病院および周辺の初期臨床研修病院の医師へのアンケート調査（上級医11名，研修医12名）．

アンケート結果をみると，初期研修医の多くは合併症対応（83％）や適応と禁忌の把握（66％）が自身の課題であると感じている一方，上級医からは事前学習（72％）や必要物品の準備（64％）に不足や課題があるように見えることが多いようです．手技の実施前に各構成要素に不安がないか確認することをおすすめします．

2）自分の現状分析から次の成長のための課題を見つけよう

手技の実施後にはしっかり振り返りをしていますか？ 経験数が減っている今だからこそよい振り返りが重要です．そのために役立つフレームワーク（Kolbの経験学習サイクル[2, 3]，Millerのピラミッド[4]，PDCAサイクル[5]）を図2で紹介しています．詳細は割愛しますが，いずれも自分の現状を理解し，成長のため次の行動を考え，実行する点が共通しています．自分に合うものを使いましょう．自力では難しいときもありますので，上述の**手技の構成要素の振り返りや，指導医，他職種，関係性によっては患者さんからも積極的にフィードバックをもらいましょう**．成長の種が眠っているはずです．

3）時間内しか学べない点，時間外でも学べる点を分けて考えよう

もう1点のポイントとしては，時間的制約があるなかでは，**業務時間内でしか学べないこととそうでないことを分けることで効率のよい学習が可能です**．時間内の強みは症例に触れることができる点，上級医がいる点です．この時間は実際の実技の感覚，上級医などからのフィードバックやディスカッションに使いましょう．時間外では知識の確認や仲間とシミュレーション（実際の物品や模擬患者を使った練習），上述の振り返りと課題の発掘や解決を行いましょう．手技の学習教材は，参考書や動画教材など多くあり，目的の手技に合わせて研修病院の院内資料や自身の学習しやすい教材を選ぶことが大切です．最近は動画付きの書籍も販売されています．

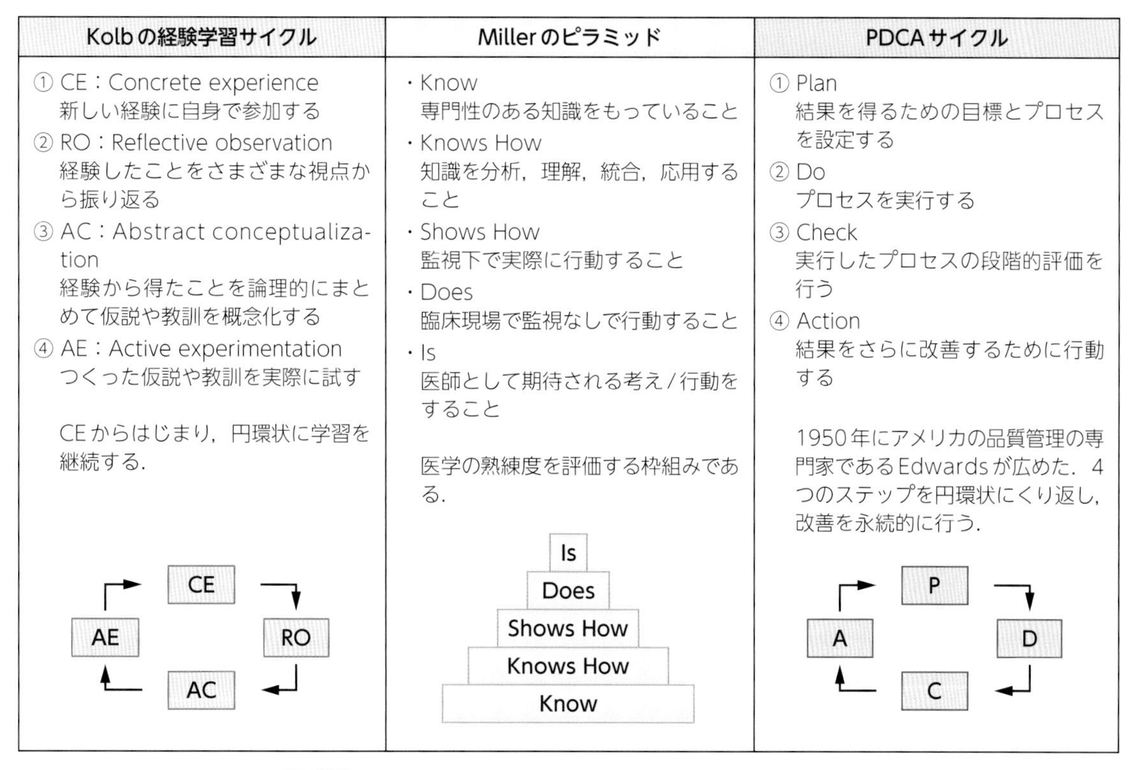

図2 成人学習や，効率向上のためのフレームワーク
文献2～5を参考に作成．

2 金の卵よ，「教えられ上手」となれ!!

1) 上級医と手技に関する到達目標を具体的に決めよう

皆さん，ローテートごとに手技に関する目標を設定していますか？

手技の経験について，上級医と皆さんの間で到達目標を一致させておくことが望ましいです．厚生労働省による臨床研修の到達目標[6]をみると，基本的手技の一覧が確認でき，そのなかでも研修中に経験が必要なものがどれであるか確認ができます．実は中心静脈確保，穿刺法（胸腔，腹腔）の経験は必ずしも必要ではありません．

図3は，初期研修で習得が必要と考える手技に関する認識をアンケートで調査した結果です．初期研修医と上級医の認識はおおむね一致していますが，一部一致していない項目もあるようです．例えば，初期研修医は胸腔穿刺や腹腔穿刺をより必要だと考えており，一方で上級医は中心静脈カテーテル留置を重要だと考えているようです．よって**手技に関しては，研修医と上級医の間でその目標の認識に乖離がある可能性があるため，ローテートはじめに到達目標を一緒に決めましょう．**到達目標は具体的に設定することで振り返りがしやすく，意欲的に取り組めます．ローテート途中も定期的に上級医と到達度確認，目標再設定を行うとよいでしょう（例：○○の手技を，4週間で○回，上級医の見守り下で準備から成功の判断まで行う）．

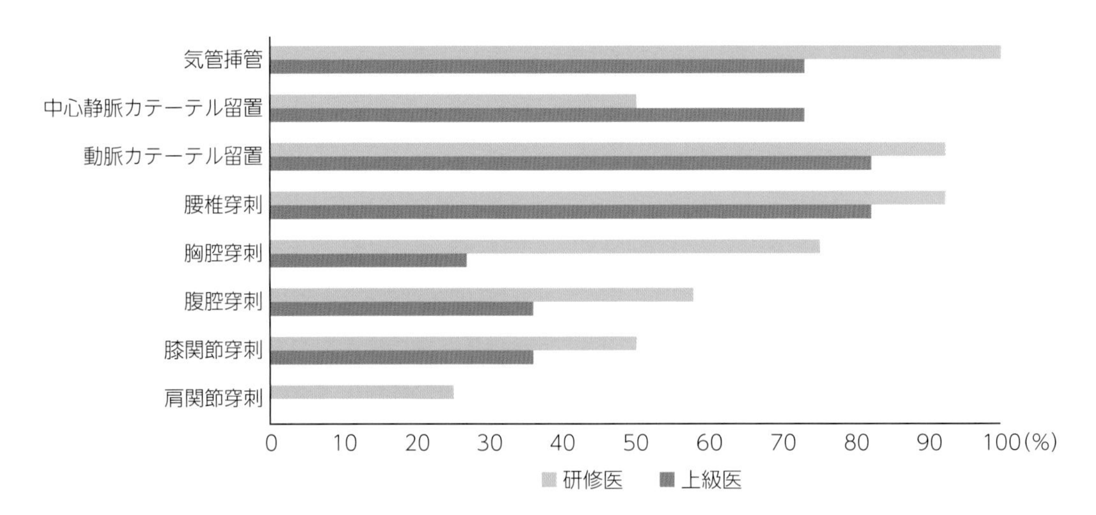

図3 初期研修で習得が必要と考える手技
藤田医科大学病院および周辺の初期臨床研修病院の医師へのアンケート調査（上級医11名，研修医12名）.

2）事前学習，日々の業務やコミュニケーションから上級医に信頼されよう

教えられ上手になるためのもう1つの重要点は，上級医の信頼を得ることです．上級医が手技の教育において，一番気を配る部分は医療安全です．皆さんの成長は大切ですが，目の前の患者さんの安全を守ることも重要です．どのようにすれば安全な手技を実施できそうだと上級医から信頼してもらえるでしょうか？

表1をもう一度見てみましょう．上級医が手技の構成項目において課題と考える部分，つまり**手技の実施を任せるかの判断のため，研修医に求めていたものは事前学習でした．**具体的には物品の準備，リスクと合併症の把握，手技の実際の手順がほとんどを占めています．正確な手順には正しい物品の準備が必要であり，リスクと合併症まで理解していれば，医療事故のリスクが下がります．

また，**日々の業務の報告・連絡・相談や，謙虚な姿勢，手技をやりたいという明確な意思表示も実技を任せるかの判断基準になっていました．**日々の業務やコミュニケーションを通し，信頼され，手技を任せたいと思われる研修医をめざしていきましょう．

皆さんのなかには，早く実技を行いたいと感じる方もいれば，いきなりの実技を不安に思う方もいますが，ともに正しい学習法です．手技の指導法には，Peyton's four-step approach[7]という手順があります．ここでは手技の習得方法を①通常スピードの手技の見学，②手技の手順を説明されながらの見学，③学習者が手順を説明しつつ上級医の手技を見学，④学習者が手順を説明しながら手技を実践する，の4つの段階に分けています．

見学からはじめることが最も忠実ですが，現代では学習教材が充実しており段階①，②は省略されることもあります[8]．段階③の延長で口頭での手順の確認が最初に行われることもありますが，ここまでは時間外に準備ができます．**実践からはじめたい場合は，段階①～③までの流れを意識して学習し，チャンスを逃さないよう準備をしましょう．**

表2 手技を学ぶためローテート前後で意識できること

	学び上手になるスキル	教えられ上手になるスキル
ローテート前にできること	・ローテートずみの同僚からの情報収集（手技の流れ，コツなど） ・手技の流れや構成要素で苦手な部分の確認	・ローテートずみの同僚からの情報収集（上級医との信頼関係をつくるコツなど）
	・実技の流れ，リスクと合併症，物品準備を特に重点的に学習	
ローテート序盤にできること	・事前学習の継続 ・現状分析，課題の発見と解決 ・シミュレーショントレーニング ・手技の見学・実践（業務時間内） ・上級医へ疑問点の質問（業務時間内）	・物品場所を確認して準備できるようにする ・上級医と具体的に到達目標を設定 ・日々の業務を通して上級医の信頼を得る（報告・連絡・相談，謙虚な姿勢） ・よいフィードバックを得る努力（手技記録など）
ローテート中盤にできること	↓	・上級医と到達目標の到達度を確認 ・日々の業務を通して上級医の信頼を得る（報告・連絡・相談，謙虚な姿勢） ・よいフィードバックを得る努力（手技記録など）
ローテート終盤にできること	↓	・上級医と到達目標の到達度を確認 ・よいフィードバックを得る努力（手技記録など）
ローテート終了後にできること	・学び上手になるスキルの練度が上がり，次の手技習得に活きる	・教えられ上手になるスキルの練度が上がり，次の手技習得に活きる ・信頼が築ければコンサルトや質問がしやすい関係が続く

3）よりよいフィードバックを得るため手技記録を書くなどの工夫をしよう

アンケートの際，研修医より，上級医からのフィードバックの数や質の向上についての質問がありました．環境要因へのアプローチは難しいこともあるので，よりよいフィードバックをもらうために自らできることを紹介します．数，質ともに効果的な方法は手技記録の記載です．**手技記録を記載し，添削してもらいましょう．**手順を振り返ることができ，次回への課題が見つかりやすいです（上級医は記録記載の仕事が減り，時間があるときにチェックができます）．その他，前述の到達目標設定にフィードバックの数を加える，上級医以外からもフィードバックをもらう，日々のコミュニケーションでフィードバックをもらうなどの工夫をしましょう．

おわりに

今回は初期研修医，上級医の先生方へのアンケートをもとに「学び上手」「教えられ上手」になる方法を紹介しました．これら2つは互いに作用しあっています．手技の構成要素を学んだうえで上級医と到達目標を決め，時間内に信頼を得て手技を実践し，フィードバックをもらって時間外に課題を解決する．その姿勢により信頼が強くなり，次の手技へとつながります．最後にローテート前後に意識すべきことをまとめておきます（**表2**）．

本稿を通して皆さんが充実した学習・研修生活を送れるよう応援しています．

引用文献

1）厚生労働省：医療機関の医師の労働時間短縮の取組の評価に関するガイドライン（評価項目と評価基準）第1版．2022
https://www.mhlw.go.jp/content/10800000/000951437.pdf
↑皆さんの職場の働き方改革がどのような基準に沿って行われているか知ることができます．

2）「Experiential Learning：Experience as the Source of Learning and Development」（Kolb DA, ed），FT Press, 2014
↑Kolbの経験学習サイクルについてです．p.30あたりに詳しく書いてあります．

3）Engels PT & de Gara C：Learning styles of medical students, general surgery residents, and general surgeons：implications for surgical education. BMC Med Educ, 10：51, 2010（PMID：20591159）
↑本稿では触れていませんが，Kolbは学習スタイルにも言及しており，この論文では医学生→専門研修のなかで学習スタイルがどう変化していくか考察しています．

4）Cruess RL, et al：Amending Miller's Pyramid to Include Professional Identity Formation. Acad Med, 91：180-185, 2016（PMID：26332429）
↑Millerのピラミッドについてまとまっています．参考文献にMillerの原著もあります．最初に提唱されたピラミッドはIsのない4段でした．

5）Sarah I, et al：Plan do check action（PDCA）method：literature review and research issues. Jurnal Sistem dan Manajemen Industri, 4：72-81, 2020
↑PDCAサイクルについてまとまっています．

6）厚生労働省：医師法第16条の2第1項に規定する臨床研修に関する省令の施行について　別添1臨床研修の到達目標．2016
https://www.mhlw.go.jp/topics/bukyoku/isei/rinsyo/keii/030818/030818b.html
↑適応の決定や実施が必要な手技，自ら行う経験の必要な手技を確認できます．

7）「Teaching & Learning In Medical Practice, 1st Edition」（Peyton JWR, ed），pp171-180, Manticore Europe Limited, 1998
↑Peyton's four-step approachの原著です．ネット上では読めないため，図書館で取り寄せなどの必要があります．

8）Seifert LB, et al：Comparing video-based versions of Halsted's 'see one, do one' and Peyton's '4-step approach' for teaching surgical skills：a randomized controlled trial. BMC Med Educ, 20：194, 2020（PMID：32552805）
↑文献7が入手困難な場合は参考にしてみてください．ポリクリ学生にビデオ教材を用いた研究で，ベロックタンポンによる鼻出血処置に関してPeyton法で短期的によい学習効果が出ています．

参考文献・もっと学びたい人のために

1）「研修医になったら必ずこの手技を身につけてください。改訂版」（森本康裕／編），羊土社，2022
↑豊富な画像とともにいくつかの手技についてわかりやすく解説されています．読みやすい内容となっています．

2）「ビジュアル救急必須手技ポケットマニュアル 改訂版」（箕輪良行，児玉貴光／編）．羊土社，2012
↑多くの手技が1冊にまとまっています．必要な部分を選んで学習しましょう．

Profile

加藤心良（Kokoro Kato）

藤田医科大学 総合診療科 2022年度チーフレジデント
公衆衛生大学院に通いつつ，充実した総合診療研修を行っています．私たちのプログラムは「教育の力で医師を育て，地域そして世界を変革する」というMISSIONのもと，総合診療医の育成をしています．患者さんが抱える病気はもちろんのこと，背後にある家族，仕事，それまでの人生を見つめ，最適な糸口を患者さんと一緒に探しませんか？ ぜひ見学をお待ちしております！

長崎一哉（Kazuya Nagasaki）

水戸協同病院 総合診療科
詳細はp.2765.

【実臨床で効率よく・濃く学ぶ】

患者・家族との接し方を実臨床で学ぶ

田中幸介，橋本忠幸

①患者満足度を上げるもの，下げるものが何かを意識しよう！
②患者さんと接するときにはユマニチュードを意識しよう！
③コミュニケーションのとり方をビデオで評価してもらおう！

はじめに

当たり前ではありますが，患者さんおよび患者家族から学ぶことは医師として非常に多くあります．しかし，コロナ禍で直接の診察，面談は時間制限も加わっており，直接的に学べる機会は限られています．そのような限定的な時間だからこそ，何をポイントとしてやるべきかをまとめてみました．

1 患者さん・家族へ話す際に気をつけること

1）何が患者理解・患者満足度に影響するのか

大切な話をするときには，「ゆっくり時間をかけないと患者さん・家族の満足度が得られない…」，そう感じることがあると思いますが，果たしてそうでしょうか？ 何が患者理解・患者満足度に影響するのかをここでは見ていきたいと思います．

図1は医師－患者コミュニケーションの構造に関して調査したある研究の結果です[1]．図の詳細な説明は原著論文ならびに成書に譲りますが，数字は絶対値が1に近いほど影響が大きく，正の影響も負の影響ももっています[2]．ここからは，「患者理解」と「患者満足度」に対して，「礼儀正しさ」や「健康・気分の改善」が正の影響を，「追い立てられる感じ」が負の影響を与えており，「医師自身の説明の程度に関する認識」はさほど影響がないこと

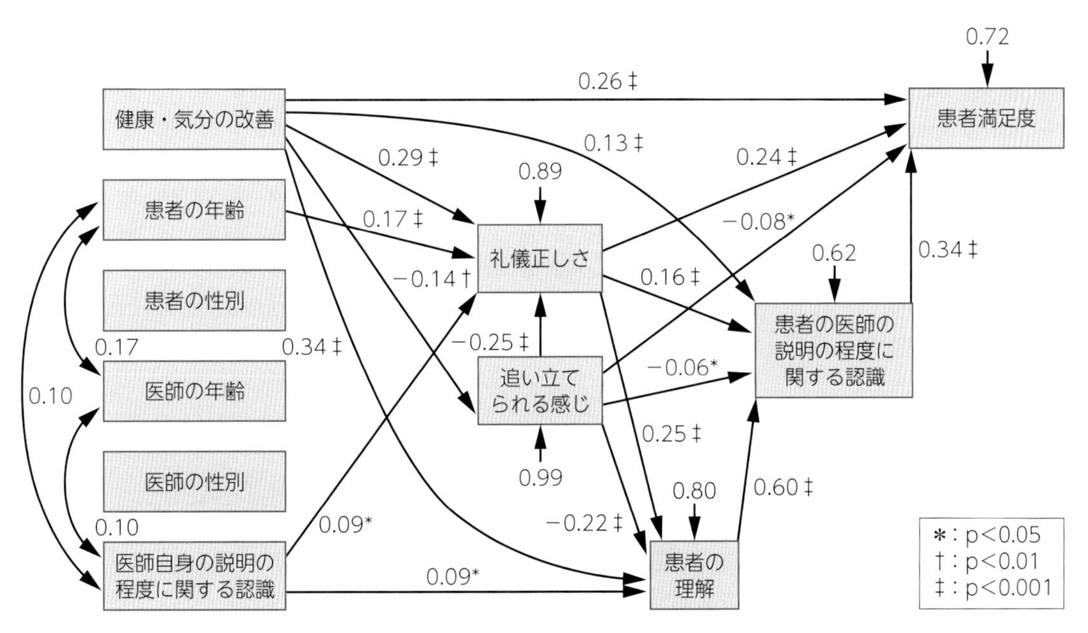

図1 医師－患者コミュニケーションの構造
文献2より引用.

が見てとれると思います．このことから説明の程度はそれほど重要でないことがわかりました．また，礼儀正しさという点では白衣の着かたに関するある病院の大規模調査があります[3]．インナーについてはスクラブの印象は悪くありませんでしたが，白衣のボタンを開けている姿の印象は悪いという結果が有意に出たそうです．つまり，**患者さん・家族と話す際には身だしなみを整えて（礼儀正しく），追い立てる印象を与えないよう時間に余裕をもつ（時間をかけるということではない）ことが大切**であるといえます．

2) 言語的・非言語的コミュニケーション

❶ メラビアンの法則

このご時世，電話診察の機会も増えてきましたが，電話診察に難しさを感じたことはないでしょうか．もちろん身体診察ができないといった声も多くあがると思いますが，ここではコミュニケーションに絞ってお伝えしようと思います．メラビアンの法則（図2）というものを聞いたことがありますでしょうか？「3Vの法則」や「7-38-55ルール」とも呼ばれるもので，コミュニケーションにおいて言語情報（Verbal）が7％，聴覚情報（Vocal）が38％，視覚情報（Visual）が55％の影響を与えるとした心理法則です．つまり非言語情報がコミュニケーションの9割以上を占めていて，さらに視覚情報が5割以上を占めているのです．『ありがとう』という言葉でも，にこやかに言われるのとムスッと言われるのでは受けとり方が違いますよね？ このようにわれわれは対面での会話の際には視覚情報も使いながらコミュニケーションをとっているのです．

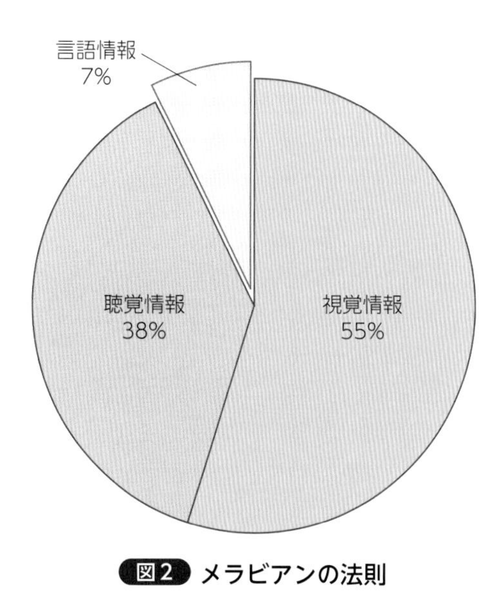

図2 メラビアンの法則

❷ 聴覚情報を活かす話し方

TED talk

では改めて，電話ではどうでしょうか？ ここでは聴覚情報も上手く使えるように，TED talkの『人を惹きつける話し方』を紹介しようと思います[4]．前半は話し手の態度などの内容ですが，4分00秒くらいから話し方に関しての内容になっています．これは大勢の前で講演するときにも使えるテクニックですが，声のトーンやピッチなどの使い方が説明されています．話し方がわかっても…と思われるかもしれませんが，先にも述べたように内容・時間よりも話し方の与える印象のほうが大きいですので，ぜひ一度見ていただくことをお勧めします．

2 病棟で患者さんと話す際に気をつけること

1) ユマニチュード

聞いたことがある方も多いかと思いますが，ユマニチュードとは知覚・感情・言語による包括的コミュニケーションにもとづいたケアの技法です[5]．ユマニチュードを使うことで，これまで3時間かかっていた仕事が2時間25分ですむようになった，つまり，20％の業務の短縮につながったというフランスの調査報告[6]もあります．ケアの方法を学びたいわけではない，そんな声もあるかもしれませんが，現在高齢化は進んでおり，患者年齢も高くなっています．もちろん若い患者さんが相手であっても（むしろそのときにこそ？）話を聞くとき，診察するときに何に気をつければいいのかをお伝えしようと思います．今回はユマニチュードのなかでも私が日々気をつけているポイントを4つに絞ってお話しします（図3）．

会う
× 突然カーテンを開けて入る
○ 訪室前にノック
○ カーテンを開ける前に声かけ
○ 返事を待ってからカーテンを開ける
○ 患者さんの都合が悪ければ出直す

見る
× 横から見る，上から見る
○ 正面から見る
○ 円背ならば下から覗き込む
○ 歩いている方は後ろからではなく，前に回り込んでから話しかける

話す
× 反応がないから話しかけない
○ 協力を依頼してみる
○ これから行うことを予告する
○ 何をしているか実況中継する
○ 前向きな声かけをする

触れる
○ 最初は刺激を感じやすい顔・手・陰部は避ける
○ 5歳の子程度の力を意識する
○ ポジティブな雰囲気で
○ 触れるときは飛行機が着陸するように
○ 離すときは飛行機が離陸するように

図3 患者さんと話す際の4つのポイント

❶ 会う

回診のときに『おはようございます』と言いながら勢いよくカーテンを開けていませんか？ 父親が娘の部屋に入るときに娘から，『入るときはノックぐらいしてよ！』と言われるように**カーテンの先はプライベートゾーンです．まずは病室に入るときにノックからしっかりしていきましょう．**ノックをしようにもドアが開いている病室では，カーテンの前での声かけでもよいと思います．『○○さん，おはようございます，今よろしいですか？』などですね．ここで声をかけたからといって入ってよいわけではありません．例えばお着替え中で今は少し…といった場面もあると思います．そのときは素直に出直しましょう．「そうはいっても忙しくて出直している時間がない！！」のであれば**事前にある程度の時間はお伝えしておきましょう．**突然家に来られて『今すぐ！』，とか言われても困りますよね？

❷ 見る

見る，という行為はポジティブな，そしてネガティブなメッセージもそれぞれもっています．**水平な高さで，正面の位置から，近い距離で，時間的に長く相手を見たときに伝わるのはポジティブな意味**です．「平等」，「正直・信頼」，「優しさ・親密さ」，「友情・愛情」などがあたります．逆に水平ではなく垂直に，正面ではなく横から，近づかずに遠くから，時間的にとても短く，相手を見たときに伝わるのはネガティブな意味です．「支配・見下し」，「攻撃」，「関係性の薄さや否定的な意味」，「恐れ・自信のなさ」などがあたります．そして，最悪な状態は「相手を見ない」ことであり，「あなたは存在しない」というメッセージになってしまいます．

❸ 話す

認知症，寝たきり，昏睡などの状態に陥っている患者さんには話しかけなくてよいのでしょうか？ これはケアに限らず診察もそうですが，実際には声かけは非常に大切です．私

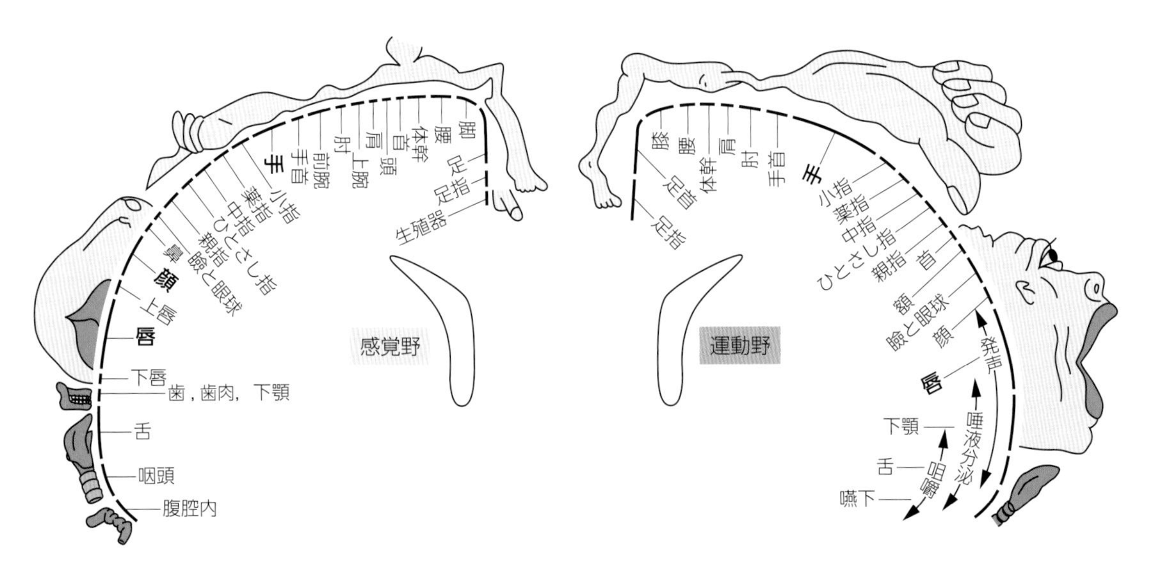

図4 ペンフィールドのホムンクルス

自身，アイマスクと耳栓をした状態で腹部の診察をしてもらったことがありますが，突然お腹を触られるのは非常に恐怖を感じたのを今でも覚えています．しっかりと目を合わせて，これから行うことへの「**依頼（お願いします）**」，「**予告（これから〇〇します）**」，「**実況中継（今〇〇しています）**」が必要であり，診察した後には所見がどうであったかの「**報告（〇〇でした）**」を行うことが必要と考えます．さらには意思疎通がしっかりとれる患者さんであれば「**理解度の確認（わかりましたか？）**」をすることが肝要です．伝えたつもりでも伝わっていないことは往々にしてあるので，その都度確認しましょう．

❹ 触れる

診察自体に不快感が伴うことがありますが，その必要性を患者さんが理解している場合は何とか受け入れてくれます．しかし，周囲の状況が理解できていない状態での診察（上述）では非常に恐怖や苦痛を感じます．**声かけの必要性や，われわれが不快感を与えている可能性があることをしっかりと認識しましょう**．また，どの部位を診察するかで相手の感じ方は変わります．ペンフィールドのホムンクルス（図4）が有名ですが，顔や手，唇は刺激を感じる部分が大きい一方で，体幹や上下肢の占める割合は比較的小さいです．そのため，**診察をする際には刺激が小さい部位からはじめる**のも1つです．その点では，全身を診察するときまず頭頸部から診察するのは，もしかしたら患者さんも少し負担かもしれません．その他，強い力は用いずに5歳の子程度の力を意識するとよいとされています．

2) 座る vs 立つ?

では「目線を合わせるためには？」という点について，座って診察するのと立って診察するのはどちらがよいのでしょうか？私自身，座って診察する方がよいと思っていましたが，実際のところを見てみましょう．緩和ケアの分野ではありますが，進行がん患者に悪

表1 「座って話す vs 立って話す」による医師が親身になってくれているかの患者評価の違い

	医師が座って話す（SD）	医師が立って話す（SD）	p
Physician Compassion Scaleの合計点	33.1（10.8）	28.8（12.5）	＜0.0001
冷たい/あたたかい	6.4（2.3）	5.5（2.7）	＜0.0001
感じが悪い/感じがいい	6.8（2.4）	6.1（2.5）	0.0006
よそよそしい/親身になってくれている	6.4（2.5）	5.6（2.8）	0.0001
心配りがない/気遣いがある	6.6（2.4）	5.6（2.8）	＜0.0001
思いやりがない/思いやりがある	6.9（2.4）	6.0（2.7）	＜0.0001

SD：standard deviation（標準偏差）
文献7より引用.

表2 「座って話す／立って話す」以外に重要なこと

	座って話す	立って話す	目を見て話す	きちんと挨拶する	握手する	嘘をつかない
座って話すのを好む患者（n=87）	9 (7～10)	2 (1～4) [a]	10 (9～10)	10 (9～10)	10 (9～10)	10 (10～10)
立って話すのを好む患者（n=14）	6 (5～8)	6 (2～8) [b]	9 (8～10)	9 (8～9)	10 (9～10)	10 (10～10)
いずれでもよい患者（n=66）	6 (5～8)	5 (3～5) [c]	9.5 (8～10)	9 (8～10)	9 (8～10)	10 (10～10)
P値（kruskal-wallis）	＜0.001	＜0.001				

[a] $p < 0.001$, [b] $p=0.91$, [c] $p < 0.001$（Wilcoxon two-sample test）
文献7より引用.

い知らせを伝えるビデオ（一方は立って診察していて，もう一方は座って診察している）を見てもらい，その後，Physician Compassion Scaleと呼ばれる，医師が親身になってくれているかどうかの尺度（0～10点）を用いて評価をした研究があります[7]．結果は**表1**および**表2**をご覧ください．**表1**からはやはり座って診察する医師が好まれる結果となりました．追加で，「どちらの医師を好むか」という簡単な質問をしたところ，50％は座っている医師を選びましたが，32％はどちらでもよく，17％は立って話す医師を選びました．**表2**では座るか立つか以外の評価ポイントとして，目を見て話す，きちんと挨拶する，握手する，嘘をつかないことはどちらの群でもすべて9点以上でした．このことから確かに，立って話すか座って話すかも大事ではあるだろうけれど，それより大事なことがたくさんあると結論づけています．私個人としては，余裕があれば立ってではなく座ってお話をしつつ，それ以外の部分も意識することが大切と考えます．

3 コミュニケーションを評価してもらおう！

●話しているところを録画してみよう

自分では「うまく話せている」と思っていても，人からの意見は案外そうでもなかったりします．自分の声を録音して聞いてみると違うと感じるように，話し方も全然違っていたりします．行動観察に基づく評価や質問紙に基づく評価などいろいろな「可視化」の方法がありますが，自分一人では気づけないことがたくさんあるので一度やってみていただくことをお勧めします[8]．私自身話しているところを録画して評価をしてもらいました．オンラインレクチャーの動画を見てもらったのですが，「話し方はゆっくりはっきりしているがヘッドセットの設定が悪く，声質が変わってしまって聞きとりにくい」といった振り返りをいただくことができました．客観的な意見はやはり大切だなと感じ，今も気をつけるようにしています．

おわりに

今回，コミュニケーションに関して私が大切にしていることをまとめてみました．『意外と知らなかった』こともあれば，『そんなことはわかっている』といった内容も多かったかもしれません．しかし，コミュニケーションにおいて大切なことは『当たり前』のことを『当たり前』にできることだと思っています．昨今コミュニケーションの方法，時間等に制限が増えてきていますが，基本に立ち返ってコミュニケーションをとっていただけたらと思います．

引用文献

1）Hagihara A, et al：Physician and patient perceptions of the physician explanations in medical encounters. J Health Psychol, 11：91-105, 2006（PMID：16314383）

2）「余命宣告のストラテジー　そのひと手間が訴訟を回避する」（萩原明人／編著），pp13-20，金芳堂，2021

3）尾藤誠司：白衣をきちんと着る．日本医事新報，4714：18，2014

4）Treasure J：How to speak so that people want to listen. TED, 2013
https://www.ted.com/talks/julian_treasure_how_to_speak_so_that_people_want_to_listen?language=ja

5）「ユマニチュード入門」（本田美和子，他／著），医学書院，2014

6）日本ユマニチュード学会：職場にユマニチュードを根付かせるには．
https://jhuma.org/qa7/

7）Bruera E, et al：A randomized, controlled trial of physician postures when breaking bad news to cancer patients. Palliat Med, 21：501-505, 2007（PMID：17846090）

8）中島 俊：［第16回］コミュニケーションの質を可視化して測定する．医学界新聞，2022

参考文献・もっと学びたい人のために

1)「緩和ケア・コミュニケーションのエビデンス」(森田達也／著), 医学書院, 2021
↑文献7をはじめとして数々のコミュニケーションのエビデンスを紹介されている本です. シチュエーションとしては緩和ケアにかかわるところが多いですが, 日常診療にも使えるテクニック・エビデンスも多数紹介されております. イラストも多く, スラスラ読めますのでぜひ一読いただくことをお勧めします.

Profile

田中幸介 (Kosuke Tanaka)
志摩市民病院 総合診療科
国際医療福祉大学成田病院 緩和医療科
総合内科を研修後, 現在は緩和医療を学んでいます. 病院スタッフをはじめとして, 地域の方々からも学ばせていただくことは非常に多く, 未熟な自分を日々痛感しながら精進しています. 医療者・非医療者に関係なくすべての方にとって, 緩和医療が特別なものではなく身近なものとなるよう, 教育, 臨床, 研究に日々励んでいます.

橋本忠幸 (Tadayuki Hashimoto)
大阪医科薬科大学病院 総合診療科

【実臨床で効率よく・濃く学ぶ】

医療者間のコミュニケーションを実臨床で学ぶ

原田愛子，小杉俊介

①コロナ禍でも医療者間の連携の必要性，コミュニケーションを学ぶ機会は大きく変わらない

②コミュニケーションを学ぶうえでは日々の積み重ねが不可欠

はじめに

内閣府の報告[1]によると，令和元年の日本の高齢化率は28.4％とされ，今後も上昇することが予測されています．日常診療でも複数の慢性疾患があったり，退院支援の必要な高齢者を担当する機会が増えてきています．

内科の入院患者1人あたりに平均約18人のスタッフが関与している[2]とされており，現代の医療において多職種での連携は必要不可欠です．医療安全的な歴史も踏まえ，近年「多職種連携（interprofessional work：IPW）」という言葉が注目されています．チームワークがうまく機能することで，入院期間の短縮，予期せぬ入院の減少，患者満足度の向上，医療関係者の仕事満足度の向上が報告されている[3]ため，他職種との連携やチームワークは診療において重要な要素です．

他職種との連携を図るうえでコミュニケーションは欠かせませんが，コロナ禍前後で医療者間のコミュニケーションは変化した部分とそうでない部分があると感じています．本稿では，医療者間のコミュニケーションについて個人的な意見も踏まえつつ，紹介していきます．

症例

高齢の妻と自宅生活，要支援2，ADL一部介助の89歳男性.

既往歴：前立腺肥大症，高血圧症，2型糖尿病.

入院経過：尿路感染症で入院となった. 抗菌薬加療は問題なく終了したため，退院の連絡をしようとしたところ…

リハビリを行っていた理学療法士より，「入院で筋力低下が顕著となり，介護量が増しています. 今の状況で退院しても奥様1人で介護するのは大変だと思います」と情報をもらった.

さて，退院に向けてどんな準備を行いますか？

1 多職種連携とコミュニケーション

多職種連携は「複数の領域の専門職者（住民や当事者も含む）が，それぞれの技術と知識を提供しあい，相互に作用しつつ，共通の目標の達成を患者・施設利用者とともにめざす協働した活動」と定義されます[4].

Barr[5]は，多職種連携には以下の3つの基盤になるコア・コンピテンシー（高い成果につながる行動特性）があり，これらの能力が備わると，専門職間の連携が円滑に機能すると述べています.

多職種連携のコア・コンピテンシー

・Complementary：個々の専門職能力
・Common：患者へのコミュニケーション能力などすべての専門職が必要とする共通能力
・Collaborative：他職種と協働するために必要な協働的能力

各国において多職種連携のコンピテンシーが開発・運用され，日本でも多職種連携コンピテンシー[6]が開発されました（図）.

〈2つのコア・ドメイン〉
・職種間コミュニケーション
・患者・利用者・家族・コミュニティ中心
〈4つのドメイン〉
・職種としての役割を全うする
・関係性に働きかける
・自職種を省みる
・他職種を理解する

コミュニケーションは広辞苑によると，「社会生活を営む人間の間に行われる知覚・感情・思考の伝達」と記されています. コミュニケーション能力は，いずれのコンピテンシーにも要件として含まれており，多職種連携において習得をめざしたい能力であることがわかります.

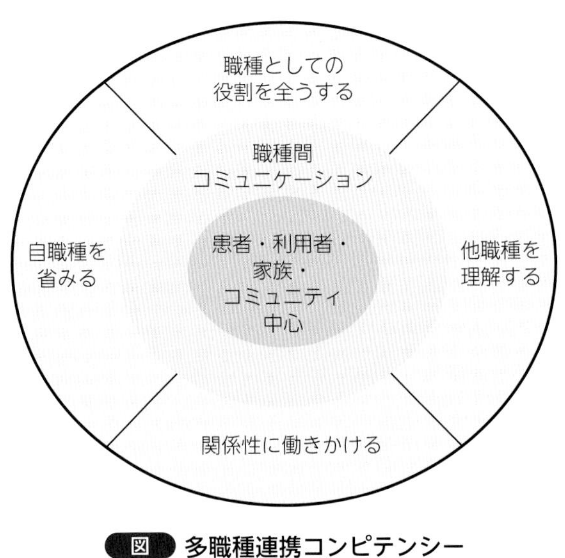

図 多職種連携コンピテンシー
文献6より引用.

2 コロナ禍での変化

コロナ禍前後で“多職種連携やチームワークの必要性”，“多職種とのコミュニケーションの主な場所が現場である”ということは変わらないように感じています．しかし，コロナ禍になり日常診療のなかでも制限が加わったことで以前と異なる部分も出てきました．

まず，多職種連携の場の1つである“定期的な病棟カンファレンス”や“退院前カンファレンス”は，時間や人数に制限が伴うようになりました．具体的には，“開催回数の減少”，“少人数・短時間での実施”，“Zoom などのWeb会議サービスを利用したオンラインでのカンファレンスの開催の増加”といった変化です．この変化で，これまで以上にカンファレンスの“効率化”が求められるようになりました．**カンファレンスで扱うべき内容の吟味，議題の優先順位づけが重要視されます**．その影響で，コロナ禍以前は制限が少ない分，突発的もしくは準備不十分ななかでのカンファレンスの開催や論点の定まらない議論も多かったように感じますが，現在は論点を明確にしたカンファレンスが増えたと感じます．また，本書の読者の方は研修医・若手医師が多いですが，オンライン上でのカンファレンスに対する慣れは若手のほうが速く，“オンラインでのカンファレンスの増加“という変化に関しては大きな問題なく運営・参加ができていると感じています．

次に，これまではカンファレンスなど対面で行っていた情報共有をカルテや診療情報提供書などで代用するといった機会も体感として増えました．**情報共有の場として，相手が見てもわかりやすいカルテや診療情報提供書の記載がより求められる**と感じますし，**重要な情報を逃さないよう他職種の記録も注目する**など，基本に立ち返って当たり前のことをきっちり行うということも大事です．

3 コロナ禍でどのように学ぶか

前述したような変化はありますが，基本的には現場ベースで，他職種とコミュニケーションを図りながら学んでいくスタンスは以前と大きく変わらないと考えます．コミュニケーションは1日にしてならず，日々の業務のなかで実践をくり返しながら，学んでいくことが重要です．ここでは個人的な意見も含め，いくつか学ぶためのスキルや提案をご紹介します．

1）筆者が個人的に大事にしていること

筆者もまだまだ精進の身で，うまくいかなかったり，悩むことも多いですが，他職種と円滑にチームで動くためにコミュニケーションをとるうえで大事にしていることを紹介します．

❶ 相手を知る姿勢をもつ

医師として，他職種とともに患者さんにかかわっていますが，職種が違えばもちろん見えている世界は異なります．また医師が知らないこともたくさんあります．患者さんへのよりよいケアをめざし，互いの専門性が最もよい状況で発揮できるように多職種間で意見や方針をすり合わせていくことが重要と考えています．すり合わせるためにはコミュニケーションが必要で，まずは**相手がどう解釈しているのか，何が問題点・懸念点か，どんなアイデアがあるか，“耳を傾ける姿勢”を日々もっておくこと**が大事と考えています．相手の解釈・視点を把握することで，そういう理由だったのかとこちらも理解・納得し，場合によっては行動変容につながります．これらを通じて，より円滑な多職種間の関係性構築，最終的には患者さんへのケアの向上につながると感じています．

また**業務内容も異なるため，それらを知り，可能な範囲で他職種に配慮した行動をする**ことも円滑な業務運営につながると考えています．具体的には人手の少ない時間帯の急がない検査を避ける，検査や処方の締め切り時間を守るなどです．これらを意識した日々の行動は，信頼性の獲得にもつながるのではと考えています．

❷ なるべく足を運ぶ，顔を合わせる

PHSや電子カルテの指示オーダーもありますし，カルテ上で情報を収集することもできますが，そこでは伝わらない細かなニュアンスや記録するまでもないと判断された小さなことを知るためには実際に足を運んで，顔を合わせないと難しいです．顔を合わせて，方針を共有していることで，「さっき医師が言っていたことと，実際のオーダーが異なるな」といったようにある意味ダブルチェックにもなり，エラーの防止にもつながるかもしれません．日々コミュニケーションをとるうえで，実際に顔を合わせたほうが双方のすり合わせを行うのに，何よりもスムーズな印象です．患者さんのケアについて同じ方向を向くことができ，他職種間のずれも生じにくく，例えずれが生じても早い段階で軌道修正しやすいと考えます．もちろん限界はありますが，**病棟に行った際は他職種となるべく顔を合わせ，方針の確認や，疑問点や懸念点がないか確認する**ことを意識しています．

表 医療者間のコミュニケーションのコツ

① 顔を合わせる
② 話し合いに快適な場所と時間を選ぶ
③ 怒っているときや混乱しているときに相手と対立したり，相手に食ってかからない
④ 話す内容が重要であることを強調し，問題点を明らかにする
⑤ 明瞭で簡潔な言葉で問題を示す．個人的な攻撃や明らかな批評はしない．すでに示されているエビデンスを提示し，もし可能であれば患者の利益を考えて提案する
⑥ 相手が回答したり，その状況に関する意見を述べられるような機会をつくる
⑦ 意見を進んで聞き，関心や心配に進んで答える
⑧ 謝罪を求めない．行動を変えることへの意見が一致することを期待する

文献7より作成.

2）医療者間のコミュニケーションのコツ

医療者間のコミュニケーションでは，視点が異なるため，時に感情面での対立を交えた難しい意見交換となる状況もあります．表はコミュニケーションのヒントとなるかもしれません[7)]．

3）カンファレンスの事前準備をしよう

“効率化”が求められるカンファレンスはコロナ禍ならではの学びの機会であると考えます．日々の忙しい業務のなかで，準備をなおざりにされがちですが，貴重なカンファレンスに向けて，事前に他職種からの情報収集を行う，場合によっては資料を作成するといったことも必要かもしれません．事前準備を通じて，医療者間のコミュニケーションを学ぶことができると考えます．

4）その他

それ以外の方法として，これまでの医療従事者の集団形成などを記した社会学的文献に立ち返ることで，多職種連携に関する新たな意味や洞察を引き出すことができる[8)]という報告があります．以前の社会学的文献を確認することで新たな学びを得ることができるかもしれません．

症例のつづき

本人および家族と面談を行い，自宅での生活を希望されたため自宅退院をめざすこととした．介護保険の区分変更および訪問診療を導入することとなった．

社会福祉士に相談して介護保険の区分変更に向けた調整を行い，訪問診療を行う医療機関や訪問看護ステーション，ケアマネージャーや病棟スタッフと少人数・短時間での退院前カンファレンスを行い，自宅へ退院した．

引用文献

1）内閣府：令和2年版高齢社会白書 第1章　高齢化の状況（第1節1）
https://www8.cao.go.jp/kourei/whitepaper/w-2020/html/zenbun/s1_1_1.html

2）Whitt N, et al：How many health professionals does a patient see during an average hospital stay? N Z Med J, 120：U2517, 2007（PMID：17514218）

3）Mickan SM：Evaluating the effectiveness of health care teams. Aust Health Rev, 29：211-217, 2005（PMID：15865572）

4）「IPWを学ぶ 利用者中心の保健医療福祉連携」（埼玉県立大学/編），中央法規，2009

5）Barr H：Competent to collaborate：Towards a competency-based model for interprofessional education. J Interprof Care, 12：181-187, 1998

6）多職種連携コンピテンシー開発チーム：医療保健福祉分野の多職種連携コンピテンシー．2016
https://www.hosp.tsukuba.ac.jp/mirai_iryo/pdf/Interprofessional_Competency_in_Japan_ver15.pdf

7）小川朝生：医療者間のコミュニケーション．がん看護，15：50-52，2010

8）Carletto S, et al：Interprofessional Communication Team for Caregivers of Patients Hospitalized in the COVID-19 Wards：Results From an Italian Experience. Front Med（Lausanne），8：621725, 2021（PMID：34589497）

【コラム】当院での「研修医の学び」にかかわる取り組み，シェアします

飯塚病院総合診療科では，現在約24名のレジデントが在籍しており，日々研鑽を積んでいます．コロナ禍になり，カンファレンスや勉強会はオンラインでの開催が主流となりました．今回は研修医の学びにかかわる取り組みを2つご紹介します．

① 朝カンファレンス

当科では個々のレベルアップを目標に，火曜～木曜の朝40分程度，レジデントが担当した実際の経験症例をもとに臨床推論形式のカンファレンスを行っています．コモンな疾患から多くの人は遭遇しない珍しい疾患まで幅広い症例を扱い，基礎知識の確認やマネジメントについて学んでいます．症例の擬似経験を通して，自分が経験できなかった分も学ぶことができる貴重な機会です．

② レジデントデー

当科にはチーフレジデント制度があり，レジデントをまとめる中間管理職の立場を担っています．チーフレジデントの取り組みの1つに，月1回レジデントのためのレジデントデーがあります．ここではJ-oslerなどの情報共有や日常診療にかかわるミニレクチャーを行ったり，小グループに分かれて悩みごとの共有をするなど，よりよい研修生活につながるよう企画・運営しています．

状況に柔軟に適応しながら，よりよい学びが得られるようこれからも工夫していきたいと考えています．進路に悩んでいる方，総合診療に興味のある方，ぜひ見学にいらしてください！ お待ちしています．

Profile

原田愛子（Aiko Harada）
飯塚病院 総合診療科
まだまだ日々精進の身ですが，これまでの経験を書かせてもらいました．皆さまのお役に立ちますと幸いです．

小杉俊介（Shunsuke Kosugi）
飯塚病院 総合診療科
詳細はp.2758.

【Off the Jobで学びを補う】

情報を取捨選択する

森田真知子，小杉俊介

①適切な情報源を選び効率よく検索するために，それぞれの情報源の特徴を知っておく
②一次資料は複数・最新のものから確認し，取捨選択の判断基準を押さえる
③日々の臨床での疑問は二次資料で解決するのが効率的
④外の世界へアンテナを張っておくツールとしてSNSを活用しよう

はじめに

一人一台端末時代ともいわれる今，インターネットの発達とともに医学教育も大きく進展し，研修医を対象にした書籍や動画，FacebookやTwitterといったSocial Network Service（SNS），オンライン論文などの情報は年々増え続けています．2004年には研修医の約3分の2が医療関連の目的でインターネットを利用しており，2006年には教科書よりもUpToDateやオンライン査読付き雑誌の利用頻度が高くなったといわれています[1]．

私たちの身の回りは常に情報で溢れており，筆者が初期研修を行っていた数年前と比較しても，情報量は桁違いに増えている印象があります．正直なところ，今の初期研修医は情報源や勉強ツールが多くて羨ましいと思う一方で，多すぎて処理が大変だろうな，処理しきれないと泥沼に嵌るのだろうな，とも思っています．そこで，ぜひ本稿を参考に，少しでも効率的な情報収集ができるようになってほしいと思います．

1 情報化社会での情報の集め方

国家試験でたくさん勉強したはずなのに，いざ初期研修医となり臨床の現場に出ると，わからないことだらけ．とめどなく湧き出る疑問に答えを見つけ，目の前の患者さんの診

療へ役立てるには，限られた時間のなかで情報を収集し，そのなかから正確な情報を選択する力が必要になってきます．

上級医に聞くことも有効な手段ですが，すべて鵜呑みにはできない．そんなとき，ほかの研修医はどう調べているのでしょうか？

日常診療では時間が限られているので，適切な情報源を選び効率よく検索することが求められます．そのために最も重要なことは，それぞれの情報源の特徴を知っておくことです．

私たちが情報収集できるツールとして，以下のものがあります．

① 医学書/ガイドライン

〇種類が豊富で目的，自分の好み（図表やイラスト，文の読みやすさ，など）に合わせて選ぶことができる

〇エビデンスレベルが高い

△古い本では情報が更新されておらず，最新のエビデンスではない

② PubMed

〇米国国立医学図書館による世界最大のデータベースを検索するためのエンジン

〇世界中の5,200誌以上の雑誌に掲載された文献の情報を探せる

△論文は玉石混淆

△効率的に検索するには慣れが必要

③ UpToDate

〇最新の研究報告や原著論文を要約してまとめた，臨床意思決定支援ツール

〇世界レベルの最新の医療情報に簡単にアクセスできる（内容は英語になってしまいますが，日本語でも検索ができる！）

〇日々更新されている（はず）

△薬剤などは海外の用量記載が多いため，日本の添付文書の確認は必要

④ DynaMed

〇臨床診断サポートツール

〇疾患ごとにおける検査や治療方法，エビデンスが箇条書きになっていて把握しやすい

△ある程度の背景知識が必要

⑤ SNS

・Facebook：

〇有名病院や主要ジャーナルのページがある

△情報は遅め

・Twitter：

〇情報量が多い，かつ，速い

〇1つのツイートに含まれる情報量は少ないため短い時間で概要をつかめる

〇誰でも自由に有名な先生／主要ジャーナルのフォローができる

△個人のアカウントだと，エビデンスレベルが確認できない場合がある

・YouTube：

○手技や臨床所見のとり方に強い

△手術動画などは質の差が大きい

・Podcast：

○隔週など定期的に更新され最新情報を得られる

○短くまとまっていて簡潔

○移動中など"ながら聴き"ができる

このように情報収集する手段はさまざまありますが，ある医師人材紹介会社がサービスに登録している医師を対象に2021年に行ったアンケート（表1）[2]によると，医師が情報収集に使用する方法として，全年代では医学誌や学会，医師向け情報サイトが多く，20～30歳代では書籍の割合が多くなっています．

また，60％の医師が何らかのSNSを使用しており，FacebookやTwitterの利用率が高く，リアルタイムでの情報収集や手軽さ，動画コンテンツによる学習をSNSに求めていることが見てとれます．

2 集めた情報の取捨選択

"A wealth of information creates a poverty attention" － Herbert Simon
（豊富な情報は注意の欠如を生む）

という名言があるように，情報が多すぎるとかえって身につかないということもあります．

実際のところ，筆者も初期研修医時代は，臨床で疑問が生じる → 成書を調べるけれど，自分に合った情報が見つからない → インターネットで検索してみると想像以上にたくさんの情報がヒットする → とりあえずすべてにさっと目を通すけれど，情報量に圧倒されて疲れる → 結局時間だけが経過し何も知識として得られていない，というループにハマるという経験を何度もしてきました．

このような状況にならないためにも，情報量に負けずしっかり取捨選択し，効率よく，正確な情報を集められるようになりましょう．

1）一次資料

一次資料の情報が集まるデータベースであるPubMedを用いる場合，検索方法にはコツがあり（MeSH termなど），慣れていないと自分が必要としている情報にありつくまでに膨大な数の論文に目を通すことになり，忙しい初期研修生活では難しいと思います．

もし，一次資料から検索するのであれば，**個々の論文は正しいとは限らないため，必ず複数かつ最新のものから確認すること**を心がけましょう．掲載されている雑誌のインパク

表1 医師の情報収集方法

専門領域に関する情報収集の方法（複数回答）	回答数	割合
医学誌	1,204	66.0％
学会	1,122	61.5％
医師向け情報サイト	1,083	59.4％
研究会・勉強会	968	53.1％
書籍	944	51.8％
MRなどの製薬企業からの情報	687	37.7％
ほかの医師や医療従事者との個別の情報交換	678	37.2％
論文検索サイト・オンラインジャーナル	665	36.5％

【20代・30代】専門領域の情報収集方法（複数回答）	回答数	割合
医学誌	451	67.3％
学会	391	58.4％
医師向け情報サイト	314	46.9％
研究会・勉強会	346	51.6％
書籍	405	60.4％
MRなどの製薬企業からの情報	211	31.5％
ほかの医師や医療従事者との個別の情報交換	259	38.7％
論文検索サイト・オンラインジャーナル	249	37.2％

利用しているSNS（複数回答）	回答数	割合
LINE	897	85.8％
Facebook	678	64.8％
YouTube	648	62.0％
Twitter	576	55.1％
Instagram	468	44.7％
LinkedIn	52	5.0％
Tiktok	47	4.5％

株式会社メディウェルに登録している医師会員へのアンケート調査（有効回答数：1,824件）.
文献2より引用.

トファクターも参考になるかと思います.

また，無駄な論文に時間をとられないように，**論文をすばやく読み捨てる力**も必要となるでしょう．筆者は，**アブストラクトをみて，研究対象の規模や対象が自分の疑問式に合っているか，統計的／臨床的有意差の有無，そして興味が湧くか，**で判断しています.

2）二次資料

さまざまな情報収集の方法を述べましたが，日々臨床で湧き出る疑問に関しては，結局のところ二次資料を使うことが一番効率的，かつ，正確性を担保していると思います．事

表2 筆者（新生児科医）がフォローしており初期研修医にも役立ちそうなアカウント

SNS	アカウント	備考
Twitter	Paul Sax	世界的に有名な感染症専門家
	氏家無限先生	感染症／予防接種に関する情報シェア
	新米ID	感染症に関する情報，まとめ資料がわかりやすい
	Antibiotic Steward Bassam Ghanem	感染症に関する論文をいち早くまとめてくれる
Facebook／Instagram	NEJM／JAMA／The Lancet	最新の重要論文をタイムリーに知ることができる
	CDC／WHO	国際機関の最新情報を得られる
YouTube	こびナビ	新型コロナウイルスに関する正確な情報源，見やすく分かりやすい
Podcast	NEJM／JAMA	最新号の論文紹介，JAMAは10分程度と短く聴きやすい（NEJMは30分程度）

実，Evidence Based Medicineの提唱者であるGuyatt先生も，"Not all clinicians need to appraise evidence from scratch but all need some skills"，すなわち，すべての臨床医がゼロからエビデンスを評価する必要はなく，二次資料の内容を理解し臨床へ応用できるevidence userでよい，と謳っています．

代表的な二次資料としては，UpToDate，DynaMed，Cochrane，ACP Journalなどがあります．自分の疑問がBackground question（背景疑問：学問的な疑問や教科書的な知識）である場合は，UpToDateや教科書がおすすめです．**教科書は通読する必要はなく，自分に必要なところをかいつまんで読むのでもよい**と思っています．Foreground question（前景疑問：臨床現場での判断にかかわる，目の前の患者さん固有の問題）に関しては，UpToDateのほかDynaMedもおすすめです．**その分野に関しての総説はUpToDate，エビデンスを調べたい場合はDynaMedが有用**です．

より深く調べる際には，**UpToDateから孫引きしてPubMedで主要な元論文を辿り，どれだけ自分の疑問に合っているかを確認**するとよいでしょう．PubMedでゼロから検索をかけるよりも短時間で，ある程度信頼性のある論文を抽出することができます．

3) SNS

どちらかというと，日々の臨床上の疑問に答える，よりは，最新の医学情報をタイムリーに得る方法と考えています．世界中の著名な先生や主要なジャーナルをフォローしておけば，ちょっとした空き時間にふと目を通したり耳を傾けることで，重要な最新論文やいま世界で注目されているトピックなど，新しい知見に触れることができるので，**外の世界へアンテナを張っておくツール**として，筆者は使用しています（表2）（アメリカでは，Podcast やYouTubeなどの動画配信サービスを使用している割合が多く，満足度もとても高いようです）．

おわりに

情報過多でインフォデミックな時代に，いかに効率よく，正確な情報を集めるか．大切なのは，人のやり方を聞いたうえで，自分に一番合った方法を見つけることなので，ぜひ皆さん模索してみてください．

引用文献

1）Bernstein E, et al：A Nationwide Survey of Educational Resource Utilization and Perception Among Internal Medicine Residents. J Gen Intern Med, 36：1598-1604, 2021（PMID：33506391）
2）医師転職研究所：医師はどのように情報収集している？ 医師1,824名のアンケート結果．2021
https://www.dr-10.com/lab/how-to-collect-information/

Profile

森田真知子（Machiko Morita）
国立成育医療研究センター 新生児科
赤ちゃんたちの寝顔笑顔泣き顔に癒されながら，日々奮闘しています．幼少期の大半を海外で過ごし，公衆衛生／母子保健に興味があります．発展途上国での予防可能な新生児死亡を減らすためにいまの自分には何ができるか，模索中です．

小杉俊介（Shunsuke Kosugi）
飯塚病院 総合診療科
詳細はp.2758.

【Off the Jobで学びを補う】

勉強会に参加する

畑　拓磨，野木真将

①フィードバックが存在し，研修医が能動的に参加できる勉強会に参加しよう

②フィードバックの受けとり方を学ぶことで，臨床能力をさらに向上させることができる

③知識を学ぶのであれば，学習効率を向上させよう．技術を学ぶのであれば，実際に手を動かすような勉強会へ参加しよう

はじめに

昨今の勉強会の受講環境は，従来のオンサイトだけにとどまらず，Zoomを中心としたオンラインへと拡大しています．その結果，必ずしも現地に行く必要がなくなったことで，時間的・空間的制約がなくなり，忙しい研修生活のなかでも，勉強会へアクセスがしやすくなりました．

しかしその反面，自施設にはじまり全国各地で開催される膨大な数の勉強会のなかから，どのような勉強会に参加するべきなのか悩む機会も増えたのではないでしょうか．

本稿では，「研修医はどのような勉強会に参加するべきなのか」について，忙しい臨床生活のなかで学習成果を最速・最短で結果につなげるためには，という視点から解説していきます．

1 学習者の学習効果と効率を向上させる，“FAIR”な勉強会に参加しよう

教育者が勉強会を設計する際に，学習者の学習効果と効率を向上させるために適用するべき4つの原則として，FAIR原則というものがあります[1].

Feedback（フィードバック・振り返り），Activity（能動的），Individualisation（個別化），Relevance（関連性）の頭文字から，その名がつけられています（図1）.

学習者の立場でどの勉強会に参加しようか考えたときに，「これから参加しようと考えている勉強会は，FAIR原則が考えられている勉強会なのか」という視点をもつことで，数多もの勉強会のなかから，自分の学習効果を最大限向上させてくれる勉強会を見つけることができるのです.

1) Feedback（フィードバック・振り返り）

フィードバックは学習者に自分の欠点を認識させ，今後の学習の指針を与えてくれるばかりではなく，学習者のよいパフォーマンスを強化してくれます．例えばワークショップ形式やケースカンファ形式で開催される勉強会では，学習者が教育者と双方向性にコミュニケーションをとることができ，理想的な学習効果を得ることができます．対してレクチャー形式では一方向性になることが多く，一般的にはフィードバックを受けとることが難しいことが多いです（図2).

加えて学習者として参加する研修医の立場であれば，フィードバックの受けとり方についても学ぶ必要があります.

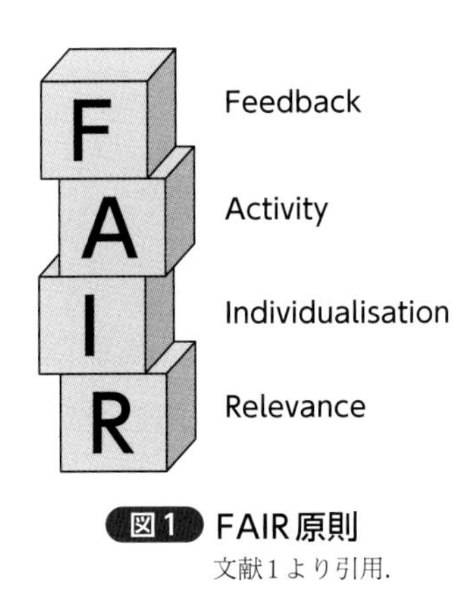

図1 FAIR原則
文献1より引用.

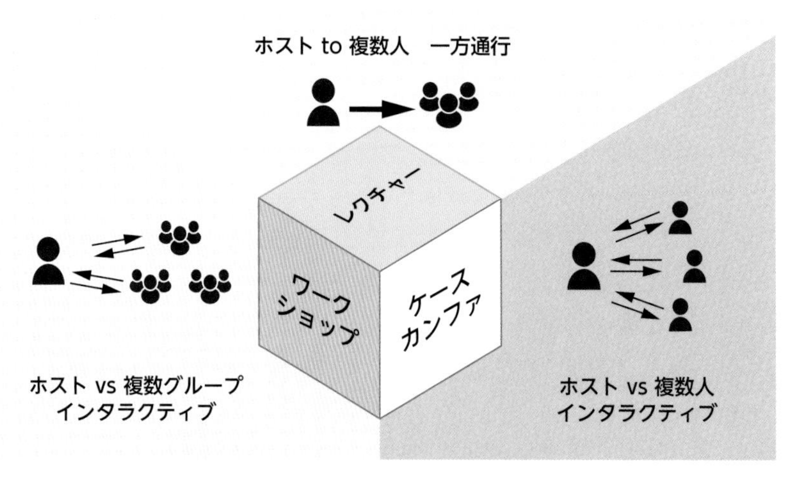

図2 勉強会の形式と双方向性の有無

•学習効率を向上させるフィードバックの受けとり方

フィードバックの受けとり方を学ぶことで，スキルや知識の理解を向上させることができます[2)].

① フィードバックは贈りものと考える

受けとったフィードバックをどのように使用するか（または使用しないか）を学習者が意識的に決定できるということを覚えておきましょう．

② フィードバックイベントを認識する

教育者からのコメント・指摘をフィードバックとして認識することで，内省と学習の余地が生まれます．フィードバックイベントを認識できないと，感情的な反応を引き起こす可能性があります．

③ 失敗を成長思考で考える

たとえ勉強会で間違ってしまった，失敗してしまったとしても，それらを許容し，学習の機会と考えられる「成長思考」をもちましょう．

④ フィードバックを謙虚に考える

完璧な人はいないこと，誰もが助けとフィードバックを必要とすること，そして誰もがパフォーマンスを変えられることを知るのも重要です[3)].

⑤ フィードバックは他人には知られているが，自分が知らない情報と認識する

医療従事者は正確な自己評価が苦手であることが多いです．教育者から送られるフィードバックは自己について学ぶ機会を提供してくれる大変貴重なものです．

2) Activity (能動的)

学習者が能動的に勉強会に参加することで，学習成果が大幅に向上することが実証されています．ここでいう能動的とは，ケースカンファレンスといった，いわゆるインプットだけではなくアウトプットの機会がある学習方法をさします．対して，講義や印刷されたテキストのような学習方法だけでは，能動的に参加することが難しくなります．学習の効率性をより求めるのであれば，アウトプットの機会がある勉強会に参加し，ファシリテーターである教育者とも積極的にかかわっていきましょう．

3) Individualisation (個別化)

学習者には学習のさまざまなニーズがあり，教育者はそれら個別のニーズに応えるべきという，教育者が気をつけるべき原則であり，ここでは割愛します．

4) Relevance (関連性)

例えば皆さんが今，臨床現場において，感染症の抗菌薬選択がわからないでいるとしましょう．そして担当患者には膠原病患者がいない状況とします．その状況で，特に目的もなく膠原病に関する勉強会に参加することは避けたほうがよいということです．なぜなら，そのトピックに現在の困りごととの関連性がなく，学習成果を実臨床に応用することが難しいからです．だからこそ**自分がなぜそのトピックに取り組むのかを理解する**ことが重要です．

2 技術を学ぶのか？ 知識を学ぶのか？

Bloom's Taxonomy（ブルームのタキソノミー）という教育目標の分類学があります．後にAndersonらによって改良され，Revised Bloom's Taxonomy（改訂版タキソノミー）として知られています[4]．ここでは教育目標を ① 認知領域（いわゆる，知識），② 情意領域（いわゆる，態度），③ 精神運動領域（いわゆる，技術）の3つの領域に分け，それぞれにおいてレベル分けがされています（図3）．

中心静脈カテーテル挿入術を学習することを例にあげると，① どういった患者に中心静脈カテーテル挿入の適応があるのか，中心静脈カテーテル挿入術の合併症に何があるのかを学ぶ必要があり（認知領域），② 安全に処置を遂行しようとする態度も学ぶ必要があり（情意領域），③ 実際に体を動かして中心静脈カテーテルを挿入する技術そのものも学ぶ必要があります（精神運動領域）．

そして①をさらに詳しく見ていくと，内頸静脈の位置を“記憶”し，エコーで血管や針先がどのように見えるのかを“理解”し，実際の患者で“適応”するという基本的段階があります（図4）．

《Cognitive：認知領域》
Creating（創造）
Evaluating（評価）
Analyzing（分析）
Applying（適応）
Understanding（理解）
Remembering（記憶）
《Affective：情意領域》
Characterization（個性化）
Organization（組織化）
Valuing（価値付け）
Responding（反応）
Receiving（受け入れ）
《Psychomotor：精神運動領域》
Naturalization（自然化）
Articulation（分節化）
Precision（精密化）
Manipulation（巧妙化）
Imitation（模倣）

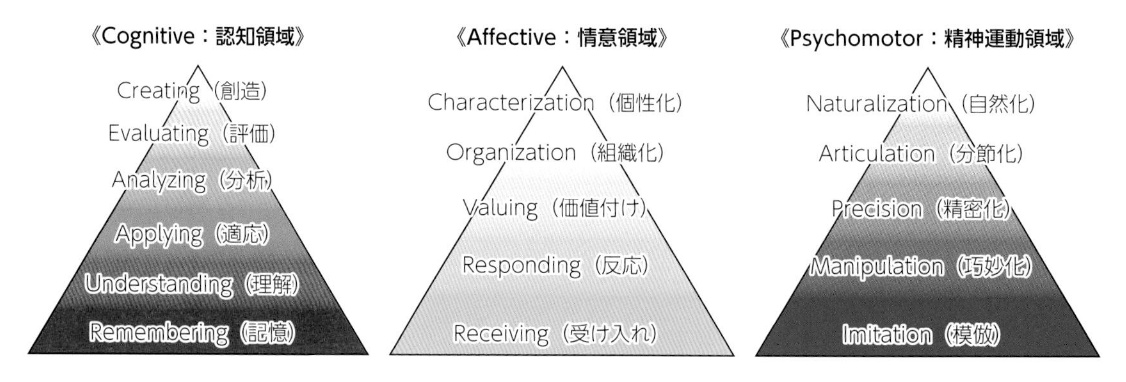

図3 改訂版タキソノミー

教育目標を「認知・情意・精神運動」の3つの領域に分け，それぞれレベル分けされる．上に行けば行くほど高度な能力を表す．
文献4より作成．

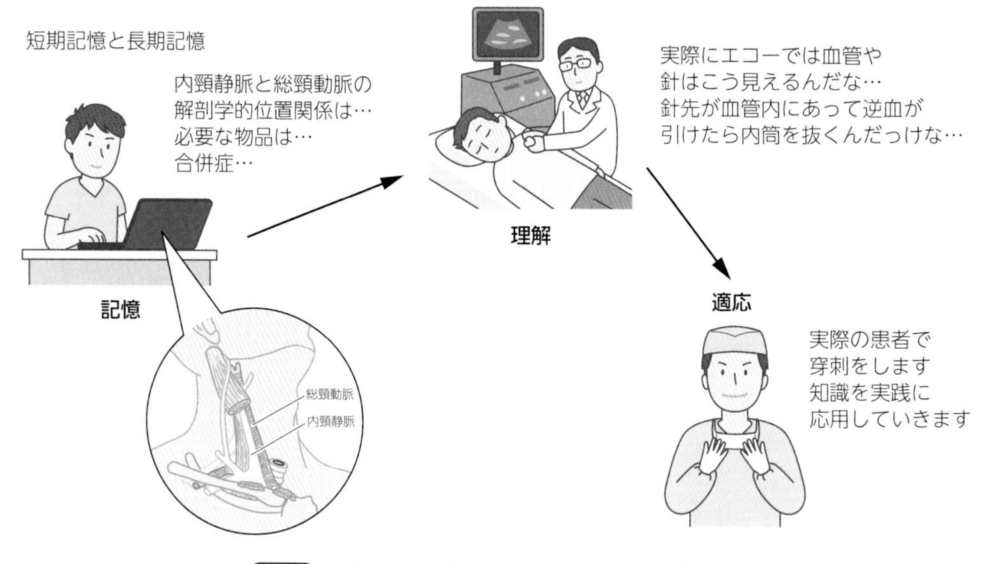

図4 認知領域におけるレベルアップの段階（中心静脈カテーテル挿入術の場合）

そのため，オンラインの勉強会は認知領域のレベルを向上させることには向いているといえるでしょう．しかし，“模倣”が必要な精神運動領域であったり，比較的長期間にかけて特定のコミュニティの価値体系を獲得するといった情意領域をオンラインの勉強会でレベルアップさせることは難しいかもしれません．精神運動領域をレベルアップしたいのであれば，on the job trainingやハンズオンセミナーといった，実際に手を動かすような勉強会への参加が望ましいです．

したがって，オンライン勉強会に参加するといった状況であるならば，ある学習課題のなかで，**自分は認知領域をレベルアップさせたいと考えているのか，それとも情意領域，**

精神運動領域なのかを分析するべきです．そして認知領域である場合は，**自分が今どのレベル（記憶，理解，適応，分析，評価，創造）にいるのかメタ認知し，次のステージに進むという認識で学習する**ことが重要です．

3 知識をどう“記憶”する？ インストラクションデザインの視点から

研修医にとっては，はじめてのことが多い臨床のなかで，認知領域における多くの学習目標は“記憶”することからはじまるのではないでしょうか．

そこで最後に効率的な記憶のための技術を，インストラクションデザインという，いわゆる「教え方の学問」の視点から説明していきます．

1）短期記憶と長期記憶

人間の記憶には短期記憶と，長期記憶があります．

私たちが習得するべき記憶は，必要に応じて思い出すことのできる記憶，つまり長期記憶になります．短期記憶は一時的に覚えておくことのできる記憶であり，それには容量の限界があります．その容量は「7±2」，つまり5～9個であることをハーバード大学の心理学者，ジョージ・ミラー教授が実験的に明らかにしました[5]．

しかし私たちは，はじめて学ぶ学習項目，つまり短期記憶を，臨床生活でこの先ずっと使える長期記憶にまで進化させなければなりません．やみくもに勉強会に参加しただけでは，長期記憶の獲得としては非効率的です．そこで，容量に限界のある短期記憶を，より効率的に長期記憶に定着させるためのエッセンスをいくつか紹介します．

2）効率的な記憶のための技術

❶ 意味のあるまとまりで記憶のユニットを構成する：チャンキング

前述の通り，短期記憶の容量には限界があります．だからこそ，**意味のあるまとまり（チャンク）を意識することで，処理できる情報量が効率的に向上します**．例えば中心静脈カテーテル挿入においては，手順を際限なく分解していくと，「挿入部位を消毒する」「消毒の際はポビドンヨードを用いて中心から外側に向けて一方向性に消毒する」「滅菌ドレープのかけ方は…」といったように，容易に短期記憶の限界を超えてしまいます．そこで意味のあるまとまりを意識して「挿入部位の消毒と滅菌処理」「局所麻酔」「本穿刺」「ガイドワイヤー挿入～カテーテル挿入」という処理（これをチャンキングといいます）をすることで，学習効率を向上させることができます．

❷ 言語情報だけでなく視覚情報などの非言語情報を使う：二重符号化説

ある物事を記憶するときに**言語的情報だけではなく，非言語的な情報と合わせると記憶が促進される**ということが明らかにされています．例えば中心静脈カテーテル挿入であれば，内頸静脈と総頸動脈の位置関係を文章だけでなく，イラストなどの視覚的情報も合わせて記憶するといった方法です．これを二重符号化説とも呼びます[6]．

おわりに

ここまで忙しい臨床生活のなかで学習成果を最速・最短で結果につなげるためのエッセンスを紹介してきました．もしかするとあれこれと考えてしまい，参加の一歩を踏み出すことの難しさを感じてしまったかもしれません．そこで，自分の学習課題を見つけるためにも，そして勉強のモチベーションを上げるためにも，まずは難しく考えずに，興味のある勉強会に参加してみることからはじめてもよいかもしれません．行動が変われば習慣が変わり，やがて人格，運命までも変わると言ったのは心理学者のウィリアム・ジェイムズですが，最初は見るだけの勉強会からはじめ，やがてレベルアップを考えた際に，本稿の知識を実践してみるとよいでしょう．

引用文献

1） Harden RM & Laidlaw JM：Be FAIR to students：four principles that lead to more effective learning. Med Teach, 35：27-31, 2013（PMID：23121246）

2） Bing-You RG, et al：Coaching Medical Students in Receiving Effective Feedback. Teach Learn Med, 10：228-231, 2009

3） Gruppen LD：Humility and respect：core values in medical education. Med Educ, 48：53-58, 2014（PMID：24330117）

4）「Taxonomy for Learning, Teaching, and Assessing, a：A Revision of Bloom's Taxonomy of Educational Objectives」（Anderson LW, et al, eds）, Longman, 2001

5） Miller GA：The magical number seven plus or minus two：some limits on our capacity for processing information. Psychol Rev, 63：81-97, 1956（PMID：13310704）

6） Paivio A & Lambert W：Dual coding and bilingual memory. J Verbal Learning Verbal Behav, 20：532-539, 1981

参考文献・もっと学びたい人のために

1）「上手な教え方の教科書」（向後千春／著），技術評論社，2015

2） Harden RM & Laidlaw JM：Be FAIR to students：four principles that lead to more effective learning. Med Teach, 35：27-31, 2013（PMID：23121246）

【コラム】当院での「研修医の学び」にかかわる取り組み，シェアします

水戸協同病院では月～土曜の朝に，内科系診療科医師のほぼ全員が集まる朝カンファレンスを開催しています．内容としては，救急外来で研修医が自分で入院させた症例を，3分でプレゼンテーションするといったものです．プレゼンテーションの準備のために疾患への理解や，プレゼンテーションのノウハウが必要であり，診療をともにした上級医のフィードバックのもとで知識をインプット，プレゼンの準備をします．プレゼンテーション後はチーフレジデントからプレゼンテーションに関するフィードバックをもらえるばかりでなく，各診療科の医師から，学術的なコメントももらうことができます．研修医は救急外来で自分が入院させた患者の担当になることが多いので，学んだ知識をそのまま実践に適応させることができ，知識が定着していきます．

そのうえ，学ぶべきポイントの多い症例であれば，関連する診療科の専門医師から，初期研修医にとって重要なTipsばかりではなく，各専門科に紹介する前の段階，いわゆるプライマリ・ケアの現場で非専門医に期待されるノウハウまでレクチャーしていただけます．これを2年間経験することで，プレゼンテーションのスキルばかりでなく，日々の診療能力をレベルアップさせることができ，どの診療科に行っても使える基本的診療能力を獲得することができるのです．

Profile

畑　拓磨（Takuma Hata）
水戸協同病院 総合診療科

野木真将（Masayuki Nogi）
米国クイーンズメディカルセンター ホスピタリスト部門

【Off the Jobで学びを補う】

学会に参加する

木戸敏喜，菊川　誠

学会参加は…

①最新ガイドラインの解説や発表者から共有された臨床経験を診療に活かせる！

②研鑽を続けることの大事さがわかり，生涯学習につながる！

③学術的なコミュニケーションの訓練ができる！

④普段出会えない人と直接会って，普段聞けない話を聞くことができる（オンラインでも）！

はじめに

執筆に先立ち，学会に参加したことがある当院の研修医たちに話を聞いてみました．セッションを眺めるだけでもその領域の成り立ちが理解できたという声，研修医向けセッションが勉強になったという声などがあがりました．同世代の診療・考察・プレゼンテーションをみることはよい刺激になるでしょう．また，研修医セッションでは，聴衆や質問してくれる先生方も教育的な態度であることが多く，雰囲気もよいです．研修医の参加費が無料の場合も多く，助かりますね．教育講演やハンズオンに参加しつづけるのもよし，自分のペースで症例報告のポスターを眺めるのもよしです．本稿では，実際の発表やプレゼンテーションのしかたは成書に譲り，研修医の先生が学会に参加したくなるようなポイントをまとめてみます．

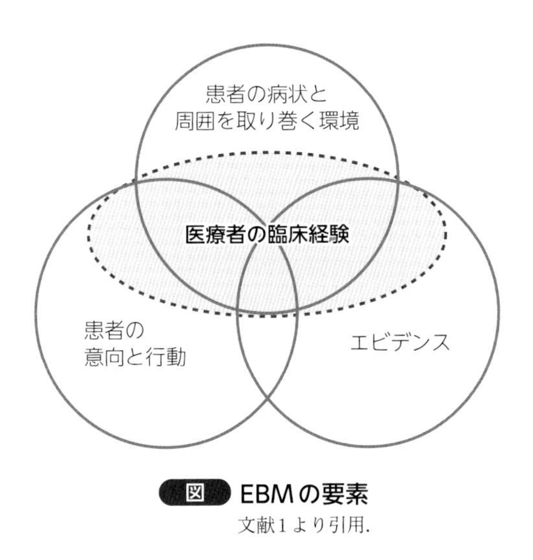

図 EBMの要素
文献1より引用.

1 診療に活かせる！

皆さんは日々，Evidence Based Medicine（EBM）を実践していますね．EBMの要素は「エビデンス」，「患者の病状と周囲を取り巻く環境」，「患者の意向と行動」，「医療者の臨床経験」（図）[1] です．**学会では最新のガイドラインの解説があったり，その基となるデータの蓄積が発表されたりします**．参加すればするほど，知識が身につくと思います．

「医療者の経験」という点でも，学会は有用です．皆さんが経験を積むのは診察室や病棟が主戦場ですが，**学会場でも臨床経験を共有してもらえます**．研修している病院の規模によっては，カンファレンスに参加する医師が少ないこともあるかもしれませんが，学会発表を聞くことで共有される臨床経験を増やすことができます．同じ疾患でも患者さんによって病像や治療反応が異なることもあります．同じ経過をみたとしても，医師によって考えることや今後の予測は異なります．皆さんが臨床で感じたモヤモヤに対しても，「あ，そう考えるのか！」という，小さな発見が得られるかもしれません．それらの経験は将来，目の前にする患者さんのためになることと思います．

2 研鑽を続ける大事さがわかる！

皆さんが参加する初期臨床研修プログラムの理論的基礎の1つに「正統的周辺参加」[2] があります．私たちはひとりだけで学んでいるのではありません．目の前の患者さん，上級医や指導医，同僚の医師やメディカルスタッフ，そして病院を構成する多くの部門や行政という大きな環境のなかで学んでいるのです．組織や環境に参加するとき，主体的に周辺から参加することで，学びが生まれるというのが「正統的周辺参加」の理論です．例えば，自分が苦労している業務を，現場の先輩方が慎重かつ確実にこなしているのを目の当たりにすることで，医師としての成長につながると日々感じていることと思います．**学会参加**

においても同様で，**参加に際して自施設の上級医や指導医と症例をもとにしたディスカッションをすることも勉強になりますし，学会場で熱心に臨床経験を共有し教えてくれる先輩と出会える幸運にも恵まれるかもしれません**．研修医の経験は浅いですが，先輩方の経験を共有でき，診療のことはもちろん，医療者としての成長・研鑽のしかたについても気づきが得られるのです．そのようなとき，研鑽をしつづけることの大事さを感じ，また学会に参加したくなることでしょう．

3 学術的なコミュニケーションの訓練ができる！

皆さんは日々の臨床でさまざまなコミュニケーションをとっています．最近はプレゼンテーションにかかわる本もたくさん出ており，勉強されている方も多いでしょう．プレゼンテーションの方法は，場面（ER，カンファレンス，チームミーティングなど）によって異なります．また，TEDのように視覚的，感情的に訴えるプレゼンテーションが好きな方もいるのではないでしょうか．

一方，学会でのプレゼンは，専門家が聴衆であり，理論的に矛盾しない内容に基づいて主張を伝えなければなりません．ある意味，最も厳しいプレゼンを求められており，普段の診療だけでは十分に訓練できません．プレゼンテーションの練習は言語の習得と似ており，文法の勉強だけではダメで，**話してみて，相手の顔を見て，通じているかどうか考えて，足りなさそうなら言い換える，のくり返し**だと思います．学会では時間も決まっているし，演台に立たされるし，照明は当たるし，注目が集まっている気がするしと，緊張させるような要素がありますが，基本は変わりません．場面に応じたプレゼンテーションは医師に求められる能力だと思いますのでぜひ訓練してみましょう．

4 その分野をリードしている先生を含めいろいろな人と出会える！

皆さんは日ごろ病院で研鑽を積んでいると思いますが，学会では教科書や論文，レジデントノートのような医学書を執筆している先生，セミナーやメーリングリスト，SNSで見かけるその分野をリードしている先生と直接会うことができます．**声をかけてみると文章では書けないことや本音など，いろいろ教えてくれることがあります**．これは教科書では学べない貴重な機会です．またオンラインの学会ではちょっと難しいと思うかもしれませんが，オンラインでのワークショップに参加する，興味のある発表に参加し積極的に質問するなどのなかで出会いはいくらでもあります．質問は口頭以外に，チャットでできる場合もあるため，参加者同士の交流ができるのも，オンラインの利点ですね．学会の醍醐味は，いろいろな環境下で同じ興味をもっている多くの人との交流にあるといっても過言ではないと思います．その後に共同研究などの交流が生まれることもしばしばあります．若いうちは，名刺をもらったらなるべく早くお礼のメールをするとよいですよ．

余談になりますが，筆者（菊川）の今の職場は医学教育で活躍されている先生にはじめて学会でお会いし，ご挨拶をさせてもらったのがきっかけで着任しました．それから早11年です．学会は予想外の縁が詰まっているところだなと思います．

5 オンライン学会のよしあし

コロナ禍により，オンライン学会は急速に普及しました．メタバースを用いた学会場の整備は特に海外の学会で進んでいる印象です．2021年にはヨーロッパ医学教育学会がメタバース形式で開催され，筆者（菊川）も参加してみました．アバターをつくって参加者と話すのは，あたかもそこにいるような感覚で楽しかったです．また海外の先生方はプレゼンの方法などが，またひと味違っていておもしろいです．

知識を世界中から気軽に得ることができるようになりとても便利な一方，オンラインミーティングは創造的な仕事には向いていないという主張もあります[3]．たしかにコミュニケーションの面白さはオンラインではやや少ないと感じることもありますね．オンラインとオンサイトの違い，実際の体験が学びにもたらす影響については今後の研究が待たれるでしょう．

おわりに

学会参加は，**まず機会を見つけて挑戦し，自分に足りないところを見つける**という方法がよいと思います．できることを増やすために，勉強しに行くだけではなくて発表をする，発表するだけではなくて論文にするという気持ちがあると，成長しつづけていけると思います．ソクラテスは「無知の知」を説きましたし，アインシュタインは「学べば学ぶほど何も知らないということがわかる．何も知らないとわかるようになるほど，もっと学びたくなる」と言いました．ビートルズのジョージ・ハリスンは“The Inner Light”のなかで「遠くに行くほど知らないことが増える」と歌っています．どの時代でもどの分野でも人間の学びは変わりません．学会でぜひ，学びを得てみましょう．

引用文献

1）Haynes RB, et al：Physicians' and patients' choices in evidence based practice. BMJ, 324：1350, 2002（PMID：12052789）

2）Schuwirth LW & van der Vleuten CP：Challenges for educationalists. BMJ, 333：544-546, 2006（PMID：16960212）

3）Brucks MS & Levav J：Virtual communication curbs creative idea generation. Nature, 605：108-112, 2022（PMID：35477754）

参考文献・もっと学びたい人のために

1）「日常診療で臨床疑問に出会ったとき何をすべきかがわかる本」（片岡裕貴／著），中外医学社，2019
↑症例に対する考察を深めるときも，後期研修レベルでも役に立つと思います．

2）「医の知の羅針盤－良医であるためのヒント－」（石山貴章／監，三枝小夜子／訳），メディカル・サイエンス・インターナショナル，2017
↑第8章「医師の生涯学習」が本稿と関連深いですが，全体に味わい深い内容なのでおすすめです．

3）「あの研修医はすごい！と思わせる症例プレゼン」（松尾貴公，水野 篤／著），羊土社，2019
↑プレゼンについて学会用を含めて場面別にまとめてあり，勉強になります．

4）「10年目で0.8人前の外科医になる道」（小渡亮介／著），メディカ出版，2022
↑学生から研修医の勉強法を読みやすい独特なタッチでまとめてあります，読みやすいです．学会参加についての項目もあります．

Profile

木戸敏喜（Toshiki Kido）

富山大学附属病院 第一内科（リウマチ・膠原病）診療助手（ER兼任）
内科，リウマチ，サルコイドーシス，感染症，医学教育，プライマリ・ケア学会で先生方に教えてもらいながら，発表に明け暮れています．研修医と話すことで，他分野の勉強をしています．先輩に手を引かれ，後輩に支えられて立っています．ありがとう．

菊川　誠（Makoto Kikukawa）

九州大学大学院 医学研究院
総合診療医としての経験を活かしながら，現在は主に医学生を対象として臨床準備教育と評価マネージメント，コミュニケーション教育に従事しています．医学教育って1つの正解がないので奥深いなと思いながら，日々を楽しんでいます．

【Off the Jobで学びを補う】

教える側になる

岡部友香，橋本忠幸

① 勉強会を開催することで，長期記憶を定着させ，Near Peer Teacherとして教えることができる
② 勉強会の形式は目的，対象に合わせて選択する
③ ブログやYouTube，Web会議ツール，SNSなどさまざまなツールが活用できる
④ 仲間を集めることで，勉強会の幅が広がる

はじめに

皆さんは人に「教える」という経験をしたことはありますか？ 他人に物事を教えるということは，労力が必要ですが，自己成長にはとても効果的です．学びをアウトプットすることは，記憶を定着させる最も効果的な方法といわれています[1)]．教えることで，自分の理解が不十分なところに気づくこともあり，さらに学びが深まります．大人数で集まって学ぶことが難しい時代になり，人に教えてもらう機会も，教える機会も減ってしまっているかもしれません．本稿では，学びをシェアする方法について，自己の経験も踏まえて提案してみたいと思います．

1 勉強会を開催する目的

勉強会に参加するのではなく，開催する目的とは何でしょうか．私は，以下の2つの目的のために行うものと考えています．

1）長期記憶を定着させる：Teaching is learning twice

参考書を読んだり，論文を読んだりして得た知識は，使わなければ1カ月も経てば忘れてしまいます．過去にローテートした診療科で勉強したのに忘れてしまった，なんて経験は皆さんにもあることでしょう．**インプットした知識をアウトプットすることで，自己の学びのフィードバックにつながり，長期記憶が定着します．**勉強会で教えるためにまず自己で学び，内容を消化して学びをシェアすることで2度学ぶことができます．さらに参加者から質問がくれば，それを解決しようとすることで3度学ぶことになりますね．

2）“ちょっと上の先輩”として隣で細やかに教える：Residents-as-Teachers（RaTs）

あなたの心に残っている指導医は誰ですか？ 中堅クラスの指導医を思い浮かべる方もいれば，研修医2年目の先輩や，専攻医の先生を思い浮かべる方もいるかもしれません．研修中の若手医師がより若手の医師の指導を行うことをResidents-as-Teachers（RaTs）といい，若手医師こそ指導医として重要な役割を担うと考えられています[2]．Near Peer Teacherという概念もあり，“ちょっと上の先輩”をさしますが，**隣で細かいところまで指導してくれる近しい先輩から教わったことは，研修医の先生にとって今後の基盤になる可能性もあり，**重要だと考えられます．研修医2年目，専攻医と成長していくにつれ，あなたも指導医の仲間入りをします．対象にもよるとは思いますが，勉強会はRaTsの目的，手段になります．

2 勉強会を開催する方法

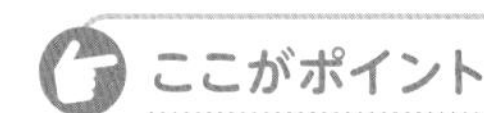

目的，対象に合わせて勉強会の形式を選択しよう．

ここでは教え方の3つの形式について，特徴を簡単にまとめました．

1）レクチャー形式

最もイメージしやすい形式だと思います．メリットとしては，参加者が数名集まれば開催できること，当日特別な準備は不要であること，Web会議システムを利用しても画面共有ができれば問題ないということなどがあげられます．発表者からの一方通行になりやすいことや，開催の頻度によっては忙しい研修医にとって準備が負担になるということに注意が必要です．

レクチャーをつくるには10のStepがあるといわれています（**表1**）．特にはじめの5 Stepが重要だと思います．例えば，対象が後輩研修医の先生なのか，同期なのか，看護師さんなのか，というだけで，レクチャーの目的やトピックは変わってくるでしょう．レクチャーを行うには，目的と目標が必要です．目的とするものを習得するために，必要な能力を身

表1 Dr.Kasuyaのレクチャー10 Step

	Stepの内容
Step 1	聞く人はどんな人？
Step 2	レクチャーの目的は？
Step 3	トピックを何にする？
Step 4	レクチャーは何分？
Step 5	伝えたいことは？
Step 6	どうやって調べるか？
Step 7	どう教えるか？
Step 8	資料の配布をどうする？
Step 9	どうすればレクチャーが成功する？
Step 10	うまくできたかの効果判定は？

ハワイ大学内科医学教育の「効果的なレクチャー」のスライドより翻訳
Richard T.Kasuya,M.D.,M.S.Ed.

表2 レクチャーでのTake Home Message

分類	意味	扱い	30分レクチャーで取り扱う数の目安
Must say 必ず伝えたいこと	今回の キーメッセージ	キースライドとして盛り込む 目的，目標に盛り込む	3以内
Shoud say 伝えたほうがよいこと	時間があれば 伝えてもよい	スライドの一部に入れる 過度にしない	10以内
Could say 伝えてよいかもしれないこと	今回は伝えない	基本的にスライドに入れない 質問されれば答える程度	なし

文献3より引用.

につけることが目標です．具体例でいうと，「急性期治療を必要とする患者の血糖コントロールを行うために（目的），インスリンの種類や使い方について学ぼう（目標）」といった感じですね．また，何分間のレクチャーにするかで伝えられる内容も限られてくるので，設定は大事です．**発表者が思っている以上に，参加者が1回のレクチャーで持ち帰ることのできる学びは多くありません．ポイントを絞ってTake Home Massageを考えることが大事です**（表2）.

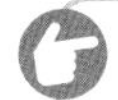

ここがポイント：これを見ればと大丈夫という即戦力になるスライドがつくれればベスト！

後で調べたいと思ったときに，このスライドを見ればまとまっているというものをつくるように意識するとよいですね．実際にレクチャーした後，修正を加えてもう一度同じテーマでレクチャーしてみると，より完成度の高い実用的なスライドができるでしょう．

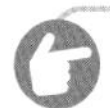

ここがポイント：引用文献を載せておこう

後で元の文献を探したいと思ったときに有効です．参考書名とページ数，論文からの引用であれば雑誌名と発表年，ページ数を記載しておく癖をつけましょう．

2）カンファレンス形式

症例検討会など症例ベースでの勉強会は，カンファレンスでのプレゼンテーションをとり入れた形式で行われることが多いです．この形式での勉強会はレクチャー形式よりも，参加者に意見を聞くタイミングなど進行するうえで少し慣れが必要かなと思います．はじめは司会進行役をNear Peer Teacherに依頼したり，総評をもらったりすることが勉強会を成功させるポイントです．特にオンライン形式で行う場合は，Web会議システムを使い慣れる必要があります．

メリットとしては，ミニマムに行うとすればカルテさえあれば開催できるという点です．**ただ単に症例の共有に終わるのではなく，自分がその症例から学んだポイントを最低1つは用意し，参加者にとってのTake Home Messageを考えておく**ことが重要です．

カンファレンス形式での勉強会の参考としては，臨床推論のカンファレンスにオンラインで参加できたりするので，一度参加してみてもよいでしょう（例：洛和会音羽病院「京都GIMカンファレンス」http://www.rakuwa.or.jp/otowa/medical/gim.html#zoom）．

3）Bedside Teaching形式

本稿はOff the jobでの学びがテーマなので，詳しくは別の機会にさせていただきますが，患者さんのベッドサイドで診察をする際に，どういったところに注目して診察すればよいかや，患者さんとのコミュニケーションのとり方を教えるということも重要な指導であり，研修医の先生にとって今後の臨床医としての基盤になるといっても過言ではないと思います〔「患者・家族との接し方を実臨床で学ぶ」（pp.2774〜）も参照〕．コロナ禍において，指導医が先導して大勢で回診をする機会は減ったと思いますが，そういう状況こそ，Near Peer Teacherの出番だと考えています．回診には以下の2つの役割があります[2)]．

① Work round：実際に患者さんの状態を確認したり，治療方針の決定や患者さんへの病状説明などを行う回診のこと
② Teaching round：医学生や研修医を中心に，教育的な内容を選んで重点的に行う回診のこと

①と②を分けて行う場合と，①に②を取り入れて行う場合の2パターンあると思います．私の場合は，自分の業務で忙しいことも多く，後者の場合が多いです．

3 勉強会を開催するコツ（1人でやるか，みんなでやるか）

教えるということについて，少しイメージが湧いてきましたでしょうか．ここでは，1人で教える場合と，仲間と集まって勉強会を行う場合について，具体的にお話ししていきたいと思います．

1）1人で教える（アウトプットとしての発信）

●Twitterやブログ，YouTubeで発信する

自分のタイミングで行えるので，はじめやすい方法だと思います．有名なブログやYouTube動画で私もときどき勉強しているものには，表3のようなものがあります．

ノルマとしてアウトプットの機会をつくることは大事で，時間があるときにやろうと思ってもなかなかできないことが多いです．「呼吸器内科医」を書かれている倉原優先生は，「ブログを書くために論文を読みつづけなければならない」と自分に課した制約こそが情報発信しつづける原動力になっているそうです[4]．ここまでの完成度に仕上げることは難しいと思いますが，例えば今日学んだことをTwitterで記録するというだけでも，アウトプットになりますね．ハッシュタグをつけておけば，後で検索もできます．

発信の方法としては動画にまとめるという手もあり，一度撮影してしまえば，くり返し利用できるという点でもよいでしょう．撮った動画を後で振り返ることができるという点でも，よいフィードバックになりますね．最近はオンラインでの学会発表などの機会も増えてきているので，発信の練習にもなるかもしれません．

表3 筆者が勉強に使っているブログ・動画サイト

「呼吸器内科医」 https://pulmonary.exblog.jp/	
「リウマチ膠原病徒然日記」 https://tuneyoshida.hatenablog.com/archive	
「Hospitalist ～なんでも無い科医の勉強ノート～」 http://hospitalist-gim.blogspot.com/	
「今日なに読もう ～病院総合診療医の論文ブログ～」 http://nagano1123.livedoor.blog/	
YouTube「フィジカルクラブちゃんねる」 https://www.youtube.com/channel/UCxUB2RFS-c84svu50Aw6WLA	

2) みんなで教え合う

❶ オンサイトでの勉強会開催

オンサイトでの勉強会のよい点は，参加者が参加している感覚をもちやすい，指導者にとって参加者の反応がわかりやすい，臨機応変に対応しやすいといった点があると思います．

成功のコツは例えば表4のような点が重要です．まずは①が大事かなと思います．②，③は勉強会の開催に慣れてきたら，レベルアップにつながると思うので，参考にしてもらえたらと思います．

❷ オンラインツールの活用（Web会議ツールの利用）

開催する側になると多少の慣れと準備が必要です．私はZoomを使用することが多いですが，ほかにもMicrosoft Teamsなどもあります．時間や人数に制限がありますが，無料版でも使えます．画面共有がうまくできれば，スライドを用いて勉強会が可能になります．Zoomでは細かく音声や表示などの設定ができ，発言しないときはマイクをオフにすることで静かな環境を保つことができ，発言者のみの顔が映るような条件にしたり，発言者にスポットライトをあてる機能などがついています．チャットを積極的に利用すれば，その場で発言が難しい場合でも双方向性が担保されます．

❸ 同期型/非同期型，一方向型/双方向型

少し視点を変えて同期型/非同期型，一方向型/双方向型の勉強会の特徴について述べたいと思います（表5）．

表4 オンサイトでの勉強会の３つのコツ

① 環境設定
参加人数にマッチした広さの部屋を用意することや，参加者が参加しやすい時間帯（昼食の休憩時間など）に設定することは重要です．はじめる前に終了時間を決めておきそれを守ることも，継続して参加できる要素として大事です．
② 事前準備
例えば事前動画を用意し，それを見ておいてもらうようにすると，当日の参加者の学習効率が上がります．指導側が参加者のレベルを把握するには，事前テストが効果的です．
③ 学習効果の確認
勉強会終了直後にアンケートや確認テストに解答すれば，資料がもらえるというようにしておくと，回収率が上がります．自分にとってのフィードバックがもらいやすかったり，参加者が理解したかどうかが評価しやすいです．

ここで非同期型×双方向型の勉強会について注目してみましょう．私が以前所属していた橋本市民病院総合内科では，Slackというツールを使用し，研修医が1日のうちで学んだことを3つ日誌に記載し，それに対して指導医や専攻医がコメントするような勉強法を導入していました（図1）．現在も同様の形式で継続されています．オンライン大学院などでもよく使われる手法であり[5]，研修医にとって指導者からコメントをもらえることでやる気につながるという効果もありますし，質問が来ることでディスカッションが広がり，さらに深い学びが得られる場合もあります．指導者側も学ぶことができ，Off the jobでの学びの方法としては有用だと思います．

表5 勉強会の特徴

	一方向型	双方向型
同期型 （オンサイト or ライブ）	・レクチャー形式 ・指導者側は準備しやすい ・オンラインでは参加している感覚が得られにくいので，工夫が必要	・カンファレンス形式 ・参加者が能動的に参加しやすい ・指導者側に慣れが必要 ・対応可能な人数に限界はある
非同期型	・資料や動画でのレクチャー形式 ・一度準備してしまえばくり返し使える ・勉強会の事前資料として使える ・単調になりがち	・掲示板などでの意見交換 ・指導者側も参加者側も時間にとらわれずに参加できる ・すぐに答えがわからなくても調べる時間がある ・他者の学びからも学べる ・意識的に参加する必要がある

橋本市民病院総合内科 内を検索する
研修医お勉強日誌
90
Tip：このチャンネルを検索するには ⌘ F を使ってみましょう
Refeeding予防
10kcal/kg/day少量で開始
(BMI<14 or 15日以上絶食患者5kal/kg/day)
4-7日かけて徐々に(5kcal/kg/dayずつ)
目標投与量まで増やしていく
ビタミンB1(200-300mg/day)補充を直ちに開始し、
10日間継続する
動眼神経麻痺
IC-PC動脈瘤　初発症状　散瞳
外側から圧迫→副交感神経成分の障害
糖尿病　初発症状　複視
内側の虚血→運動神経成分の障害
wheeze分類
1度　強制呼気時のみ聴取できる
2度　平静呼気時にも聴取できる
3度　平静呼吸下で、吸気・呼気ともに聴取できる
4度　いわゆるsilent chest
2件の返信 最終返信：
Slackbot
リマインダー：本日勉強になったと思ったことを3つ箇条書きにしてください
#研修医お勉強日誌 へのメッセージ
Aa
スレッド # 研修医お勉強日誌
糖尿病　初発症状　複視
内側の虚血→運動神経成分の障害
wheeze分類
1度　強制呼気時のみ聴取できる
2度　平静呼気時にも聴取できる
3度　平静呼吸下で、吸気・呼気ともに聴取できる
4度　いわゆるsilent chest
2件の返信
チャンネルにも投稿済
Refeeding syn.は栄養開始後72時間が後発時期とされてます。
1度wheezeが聴けるように強制呼気の取り方もマスターしておきましょう！
チャンネルにも投稿済
Refeedingの文献
2020年にASPENがガイドラインを出しました。参考にどうぞ。
https://aspenjournals.onlinelibrary.wiley.com/doi/epdf/10.1002/ncp.10474
返信する...
Aa
以下にも投稿する：# 研修医お勉強日誌

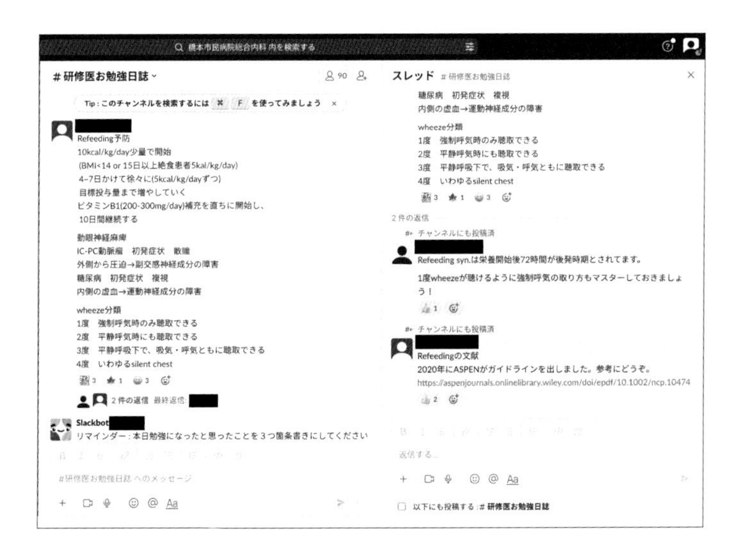

図1 橋本市民病院総合内科でのSlackを利用した研修医日誌

4 仲間の集め方

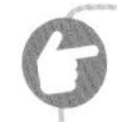

ここがポイント

身近なところから声をかけ，発信しつづけて仲間を増やそう！

Web会議システムに慣れたら，異なる病院で働いている仲間と一緒に勉強会を行うことも可能になってきます．**仲間が集まることで，いろいろな視点から物事が見えるようになったり，自分たちの診療や考え方が標準的であるかどうかの参考になったりする**こともあります．

私が参加している勉強会の1つであるWEDGE（Wakayama EDucational alliance GEneralist）の例をご紹介します．WEDGEは和歌山の総合診療をさらに充実させたいという思いのもとに集まった有志の団体で，定期的に勉強会を開催しています．現在はZoomを用いてWeb WEDGEとして県内だけでなく，県外からも参加者を募って月1回勉強会を行っています．参加者からの意見を取り入れ，コンセプトも少しずつ変えるようにしています．2021年度からはジェネラリストとスペシャリストがそれぞれの専門家の視点を盛り込んだ，症例ベースの勉強会を行っています（図2）．

仲間の集め方は非常にシンプルで，参加者から知人に声をかけてもらうように呼びかけたり，研修医が参加しているグループLINEでアナウンスしたりしています．連絡は基本

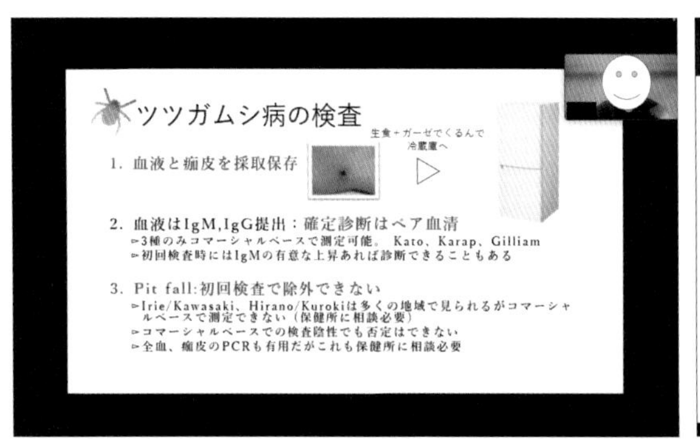

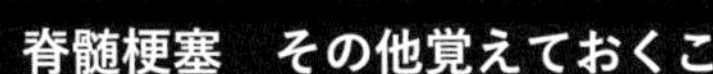

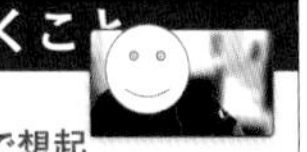

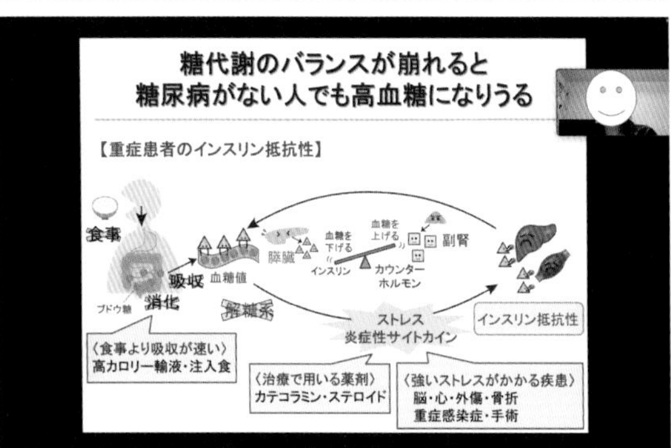

図2 ZoomでのWeb WEDGEの様子

的にグループLINEで行い，承認制でFacebookで意見交換も行っています．LINEで連絡をしているのは一番使っている頻度が高く，目に留まる可能性が高いからです．

はじめから参加者が何十人もいたわけではなく，地道にアナウンスすることで常に20～30人程度の参加者を5年以上もの間維持できています．私たちが意識した維持するコツは，**持続可能であることを意識して設計すること，アクセスがよい方法を考えること**です．

これは一例ですが，仲間を集めることで勉強会の幅が広がることがありますので，参考にしてもらえたらと思います．

おわりに

勉強会の目的と具体的な方法，成功するコツについて，私なりに思うことをお話しさせていただきました．教える側に立つことで，より学ぶことの楽しさを感じてもらえたら嬉しいです．これからも成長しつづけていってください．

引用文献

1) 「学びを結果に変えるアウトプット大全」（樺沢紫苑 / 著），サンクチュアリ出版，2018
↑アウトプットの大事さを学んだベストセラーです．

2) 「チーフレジデント直伝！デキる指導医になる70の方法 研修医教育・マネジメント・リーダーシップ・評価法の極意」（野木真将，他 / 著），医学書院，2022
↑“教える”ということに興味をもちはじめたあなたにぜひ手にとっていただきたい本です．

3) 橋本忠幸：効果的なレクチャー（実践編）．プライマリ・ケア，2：61-66，2017

4) 倉原 優：「ブログ」を書き続けることで、医師は圧倒的に成長する！ 総合診療，31：589-592，2021
↑「呼吸器内科医」は2008年から更新しつづけられています．

5) Todorovic M, et al：Twelve tips for using Facebook as a learning platform. Med Teach, 43：1261-1266, 2021 (PMID：33290122)

Profile

岡部友香（Yuka Okabe）
和歌山県立医科大学 血液内科
同大学卒業後，同大学附属病院で卒後臨床研修を行い，橋本市民病院総合内科で後期研修を約2年間行い，現在に至ります．RaTsと出会い，教えることに興味をもつようになりました．本稿が皆さんの参考になれば嬉しいです．

橋本忠幸（Tadayuki Hashimoto）
大阪医科薬科大学病院 総合診療科

特集関連バックナンバーのご紹介

特集とあわせてご利用ください！

2022年2月号(Vol.23 No.16)

医学論文　これなら探せる! 読める!

「臨床疑問を解決する」「抄読会を乗り切る」ための
論文検索・読解法を手取り足取り教えます

本田優希／編

□ 定価2,200円(本体2,000円+税10%)　□ ISBN 978-4-7581-1674-9

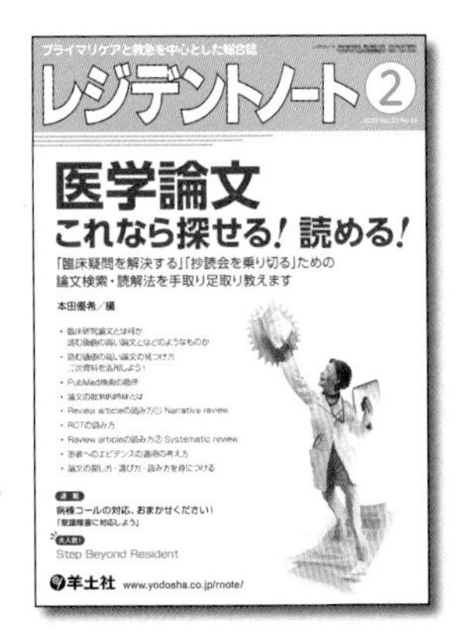

読者の声

- 「解説されている読み方を真似して論文を読んでみると，理解がより進みました．探し方や解釈のしかたまで網羅されていて，論文をもっと読んでみようと思わせてくれました」
- 「MeSHでの検索方法やUp To Dateの使い方がしっかり載っていてとても勉強になりました！」

2020年8月号(Vol.22 No.7)

医学情報を獲りに行け!

情報を自ら選び取って臨床に活かす、
これからの研修医の生涯学習法

舩越　拓／編

□ 定価2,200円(本体2,000円+税10%)　□ ISBN 978-4-7581-1647-3

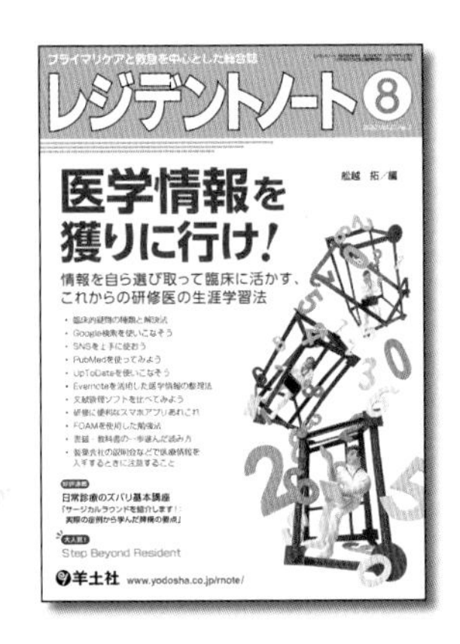

読者の声

- 「こうした内容を1年目の4月に読みたかった…と思いました．とてもおもしろかったです」
- 「これだけ巷に情報が溢れている昨今，正確で役立つ情報をいかに入手するかというのは切実な問題で，今回の特集ではさまざまな情報ソースの特徴や活用方法などがまとまっていて参考になりました」

2019年2月号(Vol.20 No.16)

学会発表にトライ!

研修医のうちに身につけたい、
一生モノの知識とコツを伝授します!

佐藤雅昭／編

□ 定価2,200円(本体2,000円+税10%)　□ ISBN 978-4-7581-1620-6

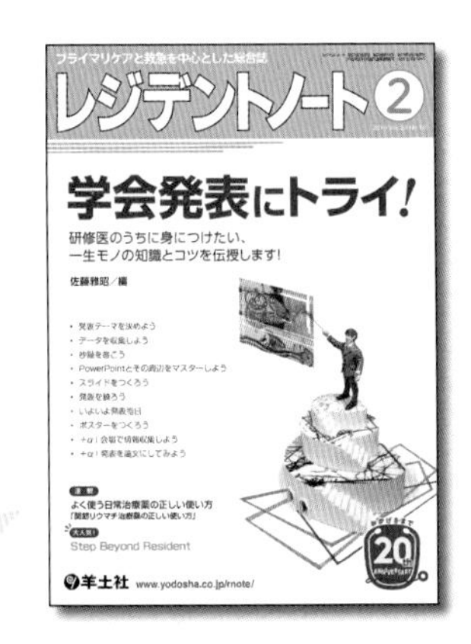

読者の声

- 「実際に学会発表で活躍されている方のアドバイスが満載で，全体的に非常によい内容でした！」
- 「研修医にとって有用だと思います．スライドの作り方はとても参考になると思います」

詳細は レジデントノート HPで!

最新情報もチェック ▶ residentnote　@Yodosha_RN

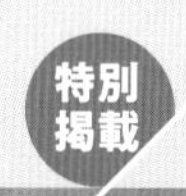

持参薬はどうする？－基礎疾患のある患者の病棟管理

内分泌・代謝

馬場隆太

はじめに

入院する患者さんが内分泌疾患の薬を使用していたら，そのまま継続するか，中止するか，また継続するにしてもどのように継続するか迷うことがあると思います．本稿では，そのような場合にどう対応するか見ていきましょう．

1 入院時に切ってはいけない持参薬

1）持効型インスリン

インスリン依存状態の患者では，持効型インスリンを中止すると，**絶食していても高血糖を生じてしまうため，原則として投与を継続**しなければなりません[1]．すなわち，1型糖尿病の場合，または2型糖尿病でもインスリン依存状態で強化療法を行っている場合は，持効型インスリン（基礎インスリン）を継続します．一方，経口血糖降下薬に1日1回基礎インスリンを併用するBOT（basal supported oral therapy）療法を行っている場合，多くはインスリン非依存状態であり，基礎インスリン分泌は保たれていると考えられるため，絶食時には基礎インスリンを中止します．

なお，超速効型インスリン（追加インスリン），混合型インスリン，GLP-1受容体作動薬，経口血糖降下薬についてはインスリン依存状態・非依存状態のいずれでも絶食時には中止します（表1）．

表1 絶食時のインスリンの継続・中止の判断の基本的な考え方

	持効型インスリン	速効型インスリン
インスリン依存状態	継続	中止
インスリン非依存状態	中止	中止

column **絶食時の持効型インスリンは同量継続でよい！？（表2）**

前述のように，インスリン依存状態の患者では絶食時でも持効型インスリンは継続します．入院時のストレスで血糖が上昇傾向にあることも多いため，同量での継続でも構いませんが，厳密には，絶食時は脂質の血糖上昇への寄与がなくなるため，持効型インスリンを70～80％程度に減量するのが望ましいとされています[2)]．

配合溶解製剤（ライゾデグ®）や持効型インスリンとGLP-1受容体作動薬の配合薬（ゾルトファイ®やソリクア®）では，超速効型成分やGLP-1成分は中止する必要があるため，持効型インスリン単剤製剤へ置換します．その際は持効型インスリン相当分の1日総単位数の70～80％程度の単位数とします．

中間型や混合型インスリンを使用している場合も，超速効型・速効型成分は中止し，持効型インスリン単剤製剤へ置換します．その際は中間型インスリン相当分の1日総単位数の50～60％程度の単位数とします[3)]．

例）ノボラピッド® 30ミックスを朝12単位，夕8単位で打っていた場合，中間型インスリン相当分の1日総単位数は14単位（＝12×0.7＋8×0.7）です．それを50～60％に減量すると，7～8.4単位となりますので，7～8単位程度の持効型インスリンへ置換します．

インスリンポンプを使用している患者で，意識障害などで本人がポンプを扱えない場合などは持効型インスリンへ切り替えます．インスリンポンプより皮下注の方が吸収効率が悪いことを勘案し，インスリンポンプからの置換の場合は，基礎インスリン相当分の単位数と同量を持効型インスリンに置換します．

いずれの場合でも，血糖値を確認しながら適宜調整を行います．また，24時間持続点滴をする場合は，前述した単位数を点滴内に混注して投与することも可能です．

表2 持効型インスリンの種類（2022年10月現在）と絶食時の置換法

種類	商品名	置換
持効型	トレシーバ®（デグルデク），ランタス®・ランタス®XR（グラルギン），レベミル®（デテミル）	70～80％に減量
中間型	ノボリン®N，ヒューマリン®N	1日総単位数を50～60％に減量して持効型に変更
混合型（中間型＋速効型 or 超速効型）	ノボラピッド®30ミックス，ノボラピッド®50ミックス，ノボリン®30R，ヒューマログ®ミックス25，ヒューマログ®ミックス50，ヒューマリン®3/7	中間型相当分の1日総単位数を50～60％に減量して持効型に変更
配合溶解（持効型＋超速効型）	ライゾデグ®（トレシーバ®7割＋ノボラピッド®3割）	持効型相当分を70～80％に減量して持効型単剤製剤に変更
配合薬（持効型＋GLP-1）	ゾルトファイ®（トレシーバ®＋ビクトーザ®），ソリクア®（ランタス®＋リキスミア®）	持効型相当分を70～80％に減量して持効型単剤製剤に変更

＊同成分の持効型がなければ，持効型間で変更可

ミニリンメルト®
60μg
1錠

デスモプレシン®
点鼻スプレー2.5μg
1噴霧

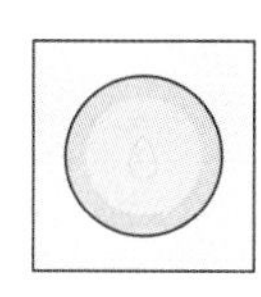

≒

図1　デスモプレシン製剤
ざっくりとした力価のイメージ

2）デスモプレシン製剤

デスモプレシン製剤は，主に中枢性尿崩症に使用され，腎の尿細管における水の再吸収を促進する薬剤です．デスモプレシン製剤を中止すると多尿となり，**脱水や高ナトリウム血症のリスクがあるため，原則として投与を継続**しなければなりません．口腔内崩壊錠のミニリンメルト®が最も広く使われていますが，点鼻スプレータイプが用いられている場合もあります．

ミニリンメルト®は，口腔粘膜からの吸収効率がよいことが知られています．そのまま飲み込むより，口腔内で溶解して飲み込むほうが効果が高く，内服が困難で経管投与をする場合は，吸収効率が落ちるため，投与量を1.5倍程度に増やす必要があります[4]．

消化管の使用が困難な場合には，点鼻製剤や注射製剤への切り替えを行います．ミニリンメルト®錠60μgとデスモプレシン点鼻スプレー2.5μg（1噴霧）がほぼ同等の効果とされています[4]（図1）．注射製剤にはデスモプレシン静注液とバソプレシン製剤（ピトレシン®注射液）とがありますが，デスモプレシン静注液は中枢性尿崩症に保険適用がなく，バソプレシン製剤はV1受容体にも作用し，血管収縮による血圧上昇や狭心症を誘発することがあるため，高齢者や狭心症などのリスクが高い患者では使いにくいなど，それぞれにデメリットもあります．使用は専門家に相談のうえで行う方がよいでしょう．

3）抗甲状腺薬・無機ヨウ素薬

抗甲状腺薬・無機ヨウ素薬は主にバセドウ病の治療に用いられますが，**中止するとバセドウ病が再燃する危険性があるため，基本的には継続**が必要です．

内服ができない場合は経管投与を行います（表3）．抗甲状腺薬は，チアマゾール（メルカゾール®），プロピルチオウラシル（プロパジール®，チウラジール®）はいずれも経管投与が可能です．ただし無機ヨウ素薬はヨウ化カリウムの丸薬は経管投与することができないため，ヨウ化カリウム粉末を懸濁液として使用するか，内服用ルゴール液を院内の調剤部で調剤して使用します．内服用ルゴール液は，病院によってヨウ素含有量が異なるため，投与前にヨウ素量を確かめる必要があります．

消化管が使用できないなどで内服も経管投与もできない場合では，チアマゾールは注射製剤に切り替えます．内服製剤から注射製剤へは1：1換算でき，内服と同様に1日1回投与とします[5]．一方，プロピルチオウラシルとヨウ化カリウムには注射製剤がなく，内服も経管投与もできない場合は別の投与経路（坐薬など）を検討することとなるため，原則内分泌科へ相談してもらう方が安全だと思います．なお，**これら3剤間の置換・変更は原則的に行いません．**

表3 抗甲状腺薬・無機ヨウ素薬の投与経路の比較

	チアマゾール	プロピルチオウラシル	ヨウ化カリウム
内服製剤	○（経管投与可能）	○（経管投与可能）	○（経管投与可能）
静注製剤	○	−	−
ポイント	換算比は内服：静注＝1：1 内服も静注も1日1回投与	−	経管投与時は，丸薬ではなく，粉末か内服用ルゴール液を使用

注：チアマゾール，プロピルチオウラシル，ヨウ化カリウム間の置換・変更は原則的に行わない．

4）甲状腺ホルモン

甲状腺機能低下症の治療薬としてレボチロキシンナトリウム（チラーヂン®）が使用されます．本剤は**経管投与も可能ですので基本的には継続**しますが，半減期が長い（約7日）薬剤のため，内服できない場合に限り**7日以内であれば中止してもよい**と考えられています[6]．

注射製剤としてはチラーヂン®S静注液200 μgも近年発売され，使用可能です（ただし，薬価は20,192円と高額です）．内服製剤の腸管での吸収量は個人差があり，現時点では，確立された内服製剤と注射製剤の換算式はありません．注射製剤に切り替える場合は，まずは内服量と同量を1日1回投与から開始し，適宜調整していきます[7]．

ホルモン補充療法は継続するのが原則！

ただし，成長ホルモンは，シックデイで熱などがあるときには本人の負担を考慮し，注射を休ませてもよい，とされています．

2 病棟当直時の管理上の注意点

教訓 チラーヂン® 再開時には少量から！

レボチロキシンナトリウム（チラーヂン®）は，心筋酸素消費量を増加させるため，高齢者や虚血性心疾患を有する場合は特に，**少量（12.5〜25 μg）から開始し漸増**していくことが安全と言われています[6]．また，前述のように入院を契機に中止した場合や，何らかの理由で入院前からチラーヂン®を内服できていなかった場合にも再開時には維持量から再開せず，再度少量から開始し，漸増するほうが安全です．特に中止後6週間以上経過している場合は，チラーヂン®の半減期が長いことを考慮しても補充効果が失われていると考えられます．

教訓 抗結核薬，抗てんかん薬を投与時にはコートリル® を増量！

副腎皮質機能低下症の患者は副腎皮質ホルモン補充のため主にヒドロコルチゾン（コートリル®）を内服していますが，コートリル®の代謝に影響を与える薬剤を開始する際には注意が必要です．抗結核薬であるリファンピシンではCYP3A4の誘導により代謝が促進され，コートリル®の血中濃度が低下する可能性があるため，**コートリル®投与量を通常の2〜3倍**とします[8]．同様に，コートリル®の増量を考慮すべき薬剤としてフェニトイン，フェノバルビタール，カルバマゼピン，バルプロ酸ナトリウムなどの抗てんかん薬，ピオグリタゾンがあります．

教訓 無症候性の潜在性甲状腺機能低下症は焦らず，慎重に評価を！

FT_4は基準範囲内にもかかわらず，TSHが高値を示す病態を潜在性甲状腺機能低下症と言います．そのなかでもTSH 10 μU/mL以上のものは重症に区分され，将来的に顕性の甲状腺機能低下症に進行する可能性や動脈硬化・心血管障害リスクが高いと言われており，**TSH10 μU/mL以上の持続性の潜在性甲状腺機能低下症の場合，甲状腺ホルモン補充**がすすめられます[6)]．

ただし，一過性の潜在性甲状腺機能低下症の症例もあるため，補充は，1～3カ月後にTSH値を測定して持続的に高いことを確かめてからがよいとされます．潜在性甲状腺機能低下症は基本的には治療を急ぐ病態ではありませんので，まずは原疾患の治療を優先します．

column　入院中の患者さんには一過性の甲状腺ホルモン値の異常がみられることがある！？

入院中の患者に甲状腺ホルモン検査をすると，non-thyroidal illness（NTI）という，真の甲状腺機能異常ではない甲状腺ホルモン値の異常を認めることがあります．これは重症疾患時の生体防御反応であるとの考え方が一般的です．

low T_3 syndromeとも呼ばれ典型的には，FT_3のみ低値で，FT_4，TSHは正常範囲内という値をとりますが，原疾患が長期化もしくは重篤化した場合にはFT_4，TSHも低下することがあります．NTIに対する甲状腺ホルモン補充はほとんどの場合有益ではなく，原疾患の治療を優先します[6)]．

おわりに

本稿では，内服ができない場合に内分泌疾患治療薬をどうするか，という点を中心に，実臨床に即するようにできるだけ踏み込んで記載したつもりです．目にする機会が少ない薬もあると思いますので，その際はぜひ内分泌科とコンタクトをとりながら調整いただけると嬉しいです．わずかでも，皆様の今後の診療に役立つことができれば幸いです．

引用文献

1）「糖尿病専門医研修ガイドブック　改訂第8版」（日本糖尿病学会/編），診断と治療社，2020

2）Wolpert HA, et al：Dietary fat acutely increases glucose concentrations and insulin requirements in patients with type 1 diabetes: implications for carbohydrate-based bolus dose calculation and intensive diabetes management. Diabetes Care, 36：810-816, 2013（PMID：23193216）

3）サノフィ株式会社：ランタス®注 インタビューフォーム

4）キッセイ薬品工業株式会社：ミニリンメルト®OD錠　インタビューフォーム

5）あすか製薬株式会社：メルカゾール®注 インタビューフォーム

6）「甲状腺専門医ガイドブック　改訂第2版」（日本甲状腺学会/編），診断と治療社，2018

7）あすか製薬株式会社：チラーヂン®S静注液 インタビューフォーム

8）Kyriazopoulou V, et al：Rifampicin-induced adrenal crisis in addisonian patients receiving corticosteroid replacement therapy. J Clin Endocrinol Metab, 59：1204-1206, 1984（PMID：6490796）

寄稿

私が医学を志した理由

ハワイへ渡った医師の回顧録

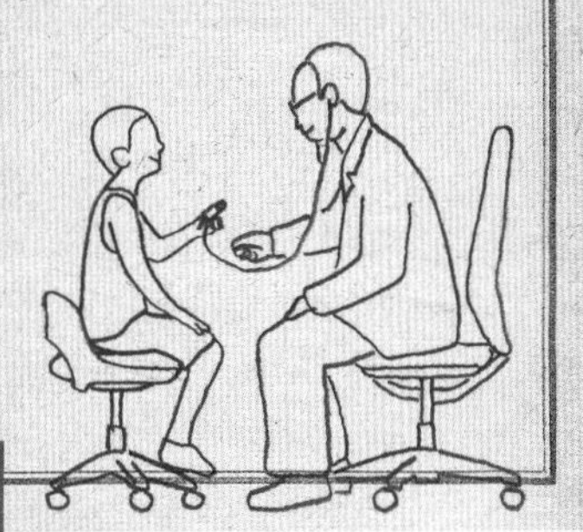

渡慶次仁一

ハワイで長年にわたって家庭医療に取り組んできた医師が，自ら歩んだ道のりを振り返り，医学を目指した頃の思いを綴ります．

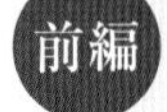

前編 なぜ，医学の道へ？

ハワイ・ホノルル市内のクワキニ病院キャンパス内でクリニックを営みながらハワイ大学医学部の医学生，研修医の指導をして44年になります．

「なぜ，医師になろうと思ったのか？」私は，たびたび尋ねられます．しかし，この問いに答えることをこれまで長い間避けてきました．

◆ ◆ ◆

今から30年程昔，私がハワイ大学医学部1年生のあるクラスを担当していた頃のことです．ある日，グループセッションの最終日に，皆でお昼を食べながら，医学倫理に関するディスカッションをしました．最後に「なぜ，自分は医師になりたいのか」というテーマについて，建前（面接用）ではなく，本音で語ることになりました．そして，全員が語り終えて閉会にしようとした矢先，1人の学生が手を挙げて「先生はなぜ医学を志したのですか？」と質問したのです．従来どおり，そのまま聞き流せばよいものを私は気軽に話しはじめました．しかし，即興で話しはじめてしまったことはたいへん迂闊でした．暫く話しているうちに，私の心の奥深くに仕舞い込んでいた辛い思い出が蘇って，涙で目がかすみ，声が喉につかえて，話ができない状態に陥ってしまったのです．ようやく冷静さをとり戻し，学生たちには「この話を続けることはできません」と伝え，気まずさのなかでクラスを終了しました．

◆ ◆ ◆

今，医師として従事して47年，そのキャリア終盤を迎え，いつ引退してもよい時期をとっくに過ぎてしまった当節の私です．日々，昔日を思うなかで，あの学生たちに答えそびれてしまった「なぜ，医学の道を志したのか？」という問いに対して，再びチャレンジしてみようと思います．

◆ ◆ ◆

時をはるかに遡って1957年，私が小学校4年生のある夏の日の週末のことでした．父が私と8歳の弟を，大相撲に連れて行ってくれたときのことです．普段は忙しい父が，われわれを遊びに連れていくのははじめてでした．そのときに見た大相撲は，本場所の合間に行われる地方巡業だったのでしょう．確か，最後の取組は，横綱朝潮と横綱若乃花だったと思います．相撲巡業は，当時の沖縄民政府（現在の沖縄県庁）所在地である那覇市泊（とまり）で行われました．泊は，私たちの家がある宜野湾村（現在の宜野湾市）からは遠かったので，父が中古で買った三輪トラックで行くことになりました．私と弟は荷台に乗せられ，コトコト揺られながら泊までの長い道のりを進んでいきました．「みずしま」※1と父が呼んでいたその三輪トラックは，オートバイのようなハンドルが

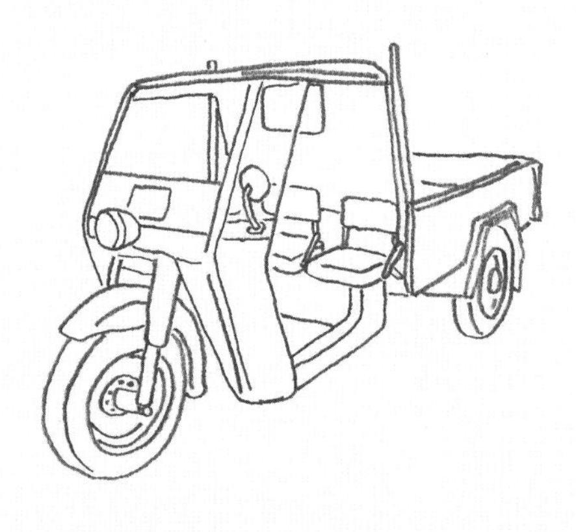

あり，運転席に屋根はあるがドアはなく，運転席の隣には貧弱な助手席がついていて，小さな荷台には屋根はありませんでした．さて，大相撲観戦を終え，おもしろかった1日が終わり，家に帰る時間となりました．そのとき，私と弟に「ジャンケンをして，勝った方が助手席に座りなさい」と，父は言ったのです．それが公平だろうと判断したのでしょう．結局，私が勝ってしまったため，私が助手席に座ることになりました．しかし，私は全く嬉しくないどころか，独りぼっちで荷台の片隅で膝を抱いて寂しそうに座っている弟の姿を見て，途中から罪悪感に苛まれました．

◆ ◆ ◆

帰宅すると，弟はすぐ床に横たわり，間もなくして熱発したのです．熱のため，弟は翌日から学校を休むこととなりました．そして数日後，学校から帰ると弟がいないことに私はすぐ気がつきました．祖母に事情を訊くと，高熱と痙攣のため中央病院※2（現在の沖縄県立中部病院）に連れて行かれたとのことでした．その後，私は病院で弟と面会することもないまま，1957年6月6日夜半自宅で彼に再会することとなりました．太平洋戦争※3の激戦ですべてが破壊されたあとに緊急に建てられた茅葺の狭い家の中で，人の泣き声がするので，すぐ傍で寝ていた私は目が覚めました．いったい何が起こったのかと，女性たちの肩越しに覗くと，弟が真青の顔でまるで眠っているかのように床に横たわっているのが見えたのです．耳孔と鼻孔に白い脱脂綿が詰まっているのが印象的で，私に異変を感じさせました．しかし，「寝なさい」と言われ，私は言われるがまま床についたものののなかなか寝つくことができないまま朝を迎えました．

◆ ◆ ◆

翌日，庭で村の大工さん2人が即席の棺をこしらえて，親戚と近所の人たちで弟の葬式がとり行われました．弟の学級担任の先生がハンカチで涙を拭いている悲しそうな顔も，私は覚えています．女性たちの泣き声を聞きながら，サトウキビ畑と芋畑に囲まれた畝を歩き，お墓へ向かいました．

※1 「みずしま」は，新三菱重工水島製作所が製造した三輪の貨物自動車（三輪トラック）の製品名である．戦後直後の1946年から製造され，たちまち全国にひろまった．こうした三輪トラックはオート三輪と呼ばれ，戦後，日本の復興期にこの種の車が全国を走り回って，経済復旧に貢献した．

※2 沖縄中央病院（現在の沖縄県立中部病院）は土地で負傷した捕虜，また，ハワイの収容所から帰った日本兵の負傷者を収容したテントつくりの仮病院だった．1945年に具志川村（現在のうるま市）にクォンセットトタン葺（トタンで作られたかまぼこ型の建物．第二次世界大戦時に多く製造され，米軍が兵舎などで使用した）で発足し，1947年にコザ市（現在の沖縄市）へ移転した．この病院に弟は入院したものと思われる．ちなみに弟が入院する1年前の1956年にコザ病院と改名していたようである．その後，沖縄中部病院と改名し，何回か場所の移転を経て治療範囲を広め施設の増築を重ねた．現在は沖縄県立中部病院の名で，うるま市宮里に550床をもつ総合病院かつ医療教育機関として活躍している．歴代の院長は米国留学者が多い．ハワイ大学医学部と1967年から提携し，研修医，指導医の交流等もしていて，筆者も研修医時代に1カ月間の研修でお世話になったことがある．

※3 激戦地になる沖縄本島に米軍が上陸したのは1945年4月1日，場所は東シナ海に面した読谷（私の家から8 km先）であった．米軍は宜野湾を通りこし，近くの嘉数高地（母校の中学校付近）に陣取った日本軍と戦い，多数のM4シャーマン戦車が破壊される等の激戦に陥っている．その後，戦線が南下し，死守を続けた日本軍の抗戦は6月23日の牛島満中将自決で事実上終了．日本軍，米軍，沖縄住民で20万人以上（約94,000人は民間人）の命が消滅したとされている（異説あり）．私の母と4歳の姉は宜野湾の鍾乳洞に「幼児と戦場をさまようより，どうせ死ぬなら住んでいる場所で」と覚悟して潜み，戦火を免れ，生きて捕虜になった．2人は普天間の捕虜収容所のテントで，フランス領インドシナから復員した父と終戦1年後に奇跡の再会を遂げ，翌年1947年8月6日に私が誕生した．私が子どもの頃，この鍾乳洞で遊んだ思い出がある．ちなみに私の家内の父親は日系米国人であるが，イタリア北部でドイツ軍との戦闘中に左腕を失い，1944年ハワイに帰国し翌年結婚．1946年8月6日に家内が誕生した．

子どもの私には，葬送行列の道程は，とても長く感じたものです．ようやく墓地に到着すると，無事に戦火を逃れた，われわれの先祖代々が祀られている亀甲型の古い大きな渡慶次家の墓※4がありました．暗く冷たい墓に，いざ，弟の棺を入れる瞬間，人々の泣き声はピークに達しました．墓に入り，長方形の石戸で入口を閉じられた弟は，16代続くご先祖様と一緒になりましたが，それは悲しみに暮れた当時30代の私の両親には何の慰めにもならないことだったでしょう．幼いわが子を死なせてしまった苦痛に満ちたこのときの両親の顔を，私は決して忘れることができません．そして，私にとって最高の遊び相手，最愛の弟が死んでしまい，私も毎日を苦しい思いで過ごしました．弟のことで胸が一杯となり，彼の幽霊でもいいから，また会いたいと常に願っていたものです．

◆ ◆ ◆

たいへん信心深かった私の母は毎日のようにお寺や神社等でお祈りをすることが日課となり，“もう一度，死んだ息子と話したい”という熱烈な望みと耐え難い悲しみが，ついに母をユタ※5の家へと導いたようです．土地の人々は，ユタに頼めば霊界に入った人間と会話ができると信じています．そして，母は，トランス状態となったユタに次のように言われたのです．「自分（弟）は，故意に兄とのジャンケンに負けた．それは兄を病気から守るためだ．だから兄を前の座席に乗せるようにした．自分は学業も上手くできないので，自分が兄の代わりに天国に行き，学業に優れた兄が，この世に生き続け頑張って勉強して，人様を助けるような人になってほしい」．私はユタの信憑性について疑うこともなく，また，われわれがジャンケンをしたことをなぜユタが知っているのか，という疑問すらも浮かびませんでした．ただ，それを聞いた瞬間，私は「なぜ，弟ではなく私がジャンケンに負け，病気になり，天国に行かなかったのか！」と，激しく自分を責めました．このような結果になることがわかっていれば，弟の代わりに私は，喜んで天国に行ったのに！ 私は，このときから，この考えにとりつかれてしまい，この気持ちを長く背負い続けることになります．このとき，私は将来医者になって，幼い弟を死に至らしめたB型日本脳炎※6と闘い，この病気を撲滅すると，秘かに自分の心に誓ったのでした．そして，私の両親のように幼い子どもを病気で亡くし，深い悲しみを経験する親がいない世の中になってほしいと切望しました．

◆ ◆ ◆

しかし，“医者になりたい”という気持ちは，誰にも話せませんでした．戦争によってすべてが破

※4　亀の甲に似た亀甲墓は沖縄独特の墓で，先祖代々の一門の遺骨が祀られている．亀甲墓の形はまた，子宮にも似ているので，死んだら胎内に帰る，という解釈もある．沖縄では莫大な費用を掛けて，この頑丈な墓を建立していた．現世の家は仮の家，墓こそ永久の家，という発想に基づく習慣である．太平洋戦争中，米軍の艦砲射撃から逃れるため，数多の島民がこの種の墓に避難し，死を免れた．沖縄の習慣では，死後数年後にこの墓を開け，洗骨し，厨子瓶に納骨する，そして再び墓に返すという洗骨行事があったが，現在では火葬になり，この習慣は急速に絶えた．渡慶次家の代々のお墓は旧宜野湾集落にあったが，軍用地としてとり壊されて，現在，在日米海兵隊普天間基地の一部になっている．鉄筋コンクリート2階建ての，きれいな庭に囲まれた実家のある宜野湾郊外に，現在の墓はあり，私の遺灰は弟と御先祖様の元に戻る予定である．

※5　大昔から沖縄にはユタが存在した．あの世のご先祖様と相談し，家族間の揉め事，病気の原因，子どもたちの学業，商売，婚姻，土地の売買など日常生活のすべての分野で，ハーモニーをもたらす行事等を司る重要な存在である．特に最近昇天した人々〔新後生（みーぐそー）〕との会話は大事な仕事になる．しかし，過去に政府から迫害された（ユタ狩り）歴史もある．それは1609年の薩摩藩の侵略に遡る．迫害はその後，廃藩置県後，日中戦争と太平洋戦争終戦まで続き，米国統治下でも迫害は行われていた．ユタの存在がときの政権に不便な存在だったからだと言われている．伊波普猷（いは ふゆう）氏やオーストラリア人のMatthew Allen氏等によって学術研究もなされている．

※6　日本脳炎はコガタアカイエカによって媒介され，日本脳炎ウイルスによって起こる感染症である．1960年頃には子どもを中心に年間1,000名以上の患者が報告されたが，ワクチンの定期接種などにより，患者は年間数名と急激に減った．潜伏期間は6～16日で，発熱，頭痛，意識障害，痙攣などの症状を伴う．致死率は20～40％といわれ，病後重い神経障害に侵される場合もある．相撲見物の当日，弟はすでに感染していたものと思われる．

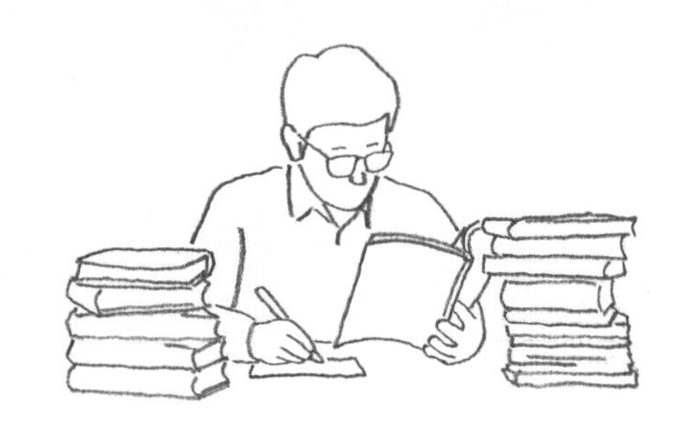

壊された，終戦直後の貧しい沖縄の一家庭に生まれた自分が，恐れ多くも医者になりたいなどと人に語ることは非常に憚られることだと思ったからです．また，当時の私が知っている人々のなかに医者が1人もいなかったというのも理由の1つだったのでしょう．ときどき，大人たちが「あそこの村の長男が，とても勉強ができて，ついに医者になったそうだぞ」とか，「医者は，本当に素晴らしい職業だなあ」などと話しているのを耳にすると，ますます，私は自分が医者になるなんて，やはり身分不相応で不可能なことなのだと思わざるをえませんでした．しかし，そう思うたびに，私の脳裏には1人でトラックの荷台に乗っていた寂し気な弟の顔，真青になって死の床についた弟の顔が浮かびあがり，私の心を奮い立たせました．私の脳裏に焼き付いた弟の表情は，どんなに困難にあっても諦めずに，目的に達するための原動力となりました．

◆ ◆ ◆

弟がいる場所に自分がいたかもしれない，と考えると，食事も睡眠も，いかにとるに足りない些細なものであるという悟りに達しました．とにかく医学の道に進むために，中学2年生のときから，睡眠時間を極端に減らし，必死に勉強をしはじめました．そのため，私は瞬く間に睡眠障害に悩まされました．ほぼ毎晩のように金縛り状態[※7]で幽霊の幻覚に悩まされ，身動きがとれなくなる睡眠麻痺状態が起こり，それは研修医時代まで何十年も続くこととなります．

◆ ◆ ◆

弟の死から10年後の1967年，私はある事情をきっかけに，夢にも思わなかったハワイ大学の学士課程微生物学部に入学することになりました[※8]．米国では，医学部入るために学士号取得が必要になります．私は死に物狂いで勉強し，同課程を卒業後，私はそのままハワイ大学の医学部に進むという夢みたいな幸運に恵まれ，幼い自分の心に誓った医師への道をついに歩みはじめました．ハワイ大学医学部の4年制第1期生として卒業後，ミシガン州でファミリープラクティス（家庭医療）の研修を経て，再びハワイに戻り1978年，開業と同時にハワイ大学医学部に招聘され，現在に至っています．

◆ ◆ ◆

弟が死んで数年後，当時3歳の妹が庭で転倒し，額に怪我をしてしまいました．私は妹をおんぶしてバスに乗り，普天間にあるクリニックに連れて行きました．クリニックでは，すぐさま医師が妹の裂傷を縫ってくださり，私たちは笑顔の看護婦に見送られて家路につきました．当時の私には，医師が行った医療行為と引き換えにお金を払うなどという概念は，一切ありませんでした．そして

※7　金縛り状態は，医学的には，REM睡眠中の睡眠麻痺の生理的現象である．麻痺（運動ができず，声が出ない）の状態で意識が覚醒して，幻覚や耳鳴りがする．私の場合，幽霊が部屋の壁に沿って浮いているが，特に怖いとは思わなかった．無理に起きようとすると頭が爆発するかと思うほど，耳鳴りが大きくなるので，なるべく自然に任せて，眠りに推移することを覚えた．時には麻痺から解放され，時には再び，麻痺の最中に覚醒した．思春期における不規則な生活，睡眠不足，過労，ストレス等が原因とされている．私の場合，すべての要素が備わっていて，起こるべくして起こった，といえるかもしれない．信心の深い母は私がキジムナー（伝説上の土地の妖怪）に侵されたと思い，新築された家の私の部屋の壁一杯御札を張ったが効果はなかった．

※8　USCAR（US Civil Administration of the Ryukyus）からの奨学資金によって，学費，生活費すべてを支払うことができた．おかげで学生時代に借金をしないで卒業できる幸運に恵まれた．これも私が金銭に無頓着だった要因の1つだと思う．

また，クリニックの医師も看護婦も，私に治療代を請求したりすることはありませんでした．仮にそうされても私のポケットにはバス賃しかなかったのです．その晩に帰宅した父が，妹の怪我と治療のことを私から子細に聴き，翌日，クリニックに支払いに出かけたようでした．当時の私は，医者というものはひたすら患者様に奉仕をするだけのものと思っており，その治療行為をお金と交換するというのは，私にとっては想像外のものでした．

◆ ◆ ◆

このイメージは，何と，私が研修を終え開業するまで自分の頭の中にありました．世間知らずで考えが甘いと言われたら，確かに否定できません．こんな調子なので，それぞれの専門医の報酬など知る由もなく，また，自分で調べてみようという発想すら私にはありませんでした．医学生のなかには，報酬金額も考慮したうえで，どの専門分野で働くかを考える人もいるようですが，私は医学生時代，すべての専門が大好きだったため，結局何でもできるファミリープラクティスを選択しました．そして，それが一番収入の少ない分野であることは開業してはじめて知りました．実は，いまだに私の治療を受けた患者様からお金をもらうこと自体に，やや後ろめたい気持ちがします．同僚の医師達が保険報酬の支払い金額についてあれこれ非難をしたり，不満を言ったりしていても，私はその仲間に入って議論に参加する気にはなれません．それは，私が小学4年生のとき，純粋な気持ちで決意した自分の誓いに反する行為になるからです．

◆ ◆ ◆

弟の死をきっかけに目標にした「医者」になりました．医者になったその日に，私の夢は，すでに叶いました．これ以上に，私が望むものはありません．ただ，医師として，常に初心を忘れず，ひたすら患者様に日夜御奉仕し，医学生たちに無償で教えることが幼い自分との約束を守ることだと信じて今日までやってきました．

◆ ◆ ◆

長年，棚上げにしていた「なぜ，医師の道を志したのか？」との問いに，ようやくお答えすることができました．私が医師として，なぜがむしゃらに働き，なぜこのような信念の持ち主になったのか，多少なりともご理解いただけたでしょうか？

渡慶次仁一（Jinichi Tokeshi）
ハワイ大学医学部 家庭医療学／老年医学 臨床教授
Clinical Professor Family Medicine/Geriatrics
John A Burns School of Medicine
University of Hawaii

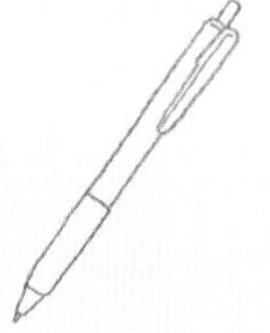

本稿はWebサイトでもお読みいただけます

https://www.yodosha.co.jp/rnote/kiko_mezashita

なお後編**「カッティング先生との出会い**（仮）**」**は
Webサイトのみで公開する予定です（2月上旬公開予定）．
お楽しみに！

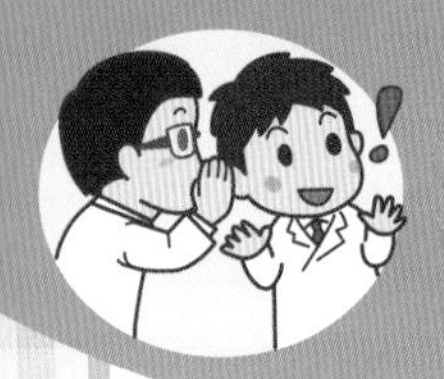

シリーズ編集／五十嵐 岳（聖マリアンナ医科大学 臨床検査医学講座），後藤和人（東海大学医学部 臨床検査学）

第71回　がん遺伝子パネル検査 ～二次的所見って何だろう？～

今村美菜子

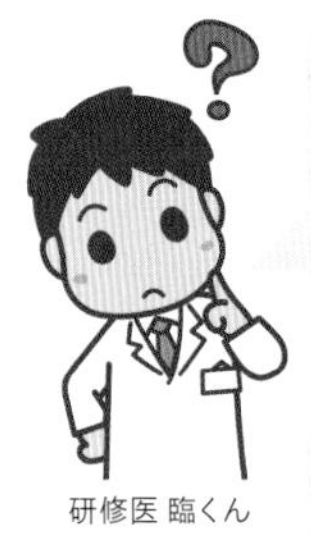

研修医 臨くん

がん遺伝子パネル検査を受ける予定の患者さんから，「遺伝性のがんが見つかることもあると聞いたのですが，検査を受けて大丈夫でしょうか？」と聞かれました．検査前にどこまで説明すべきでしょうか？

がん遺伝子パネル検査を行うと，数％の方に「二次的所見」が見つかるんだ．その多くは遺伝性腫瘍の原因となる病的バリアントなんだよ．このことを検査の前に患者さんに説明し，理解していただいたうえで検査を受けてもらう必要があるんだ．

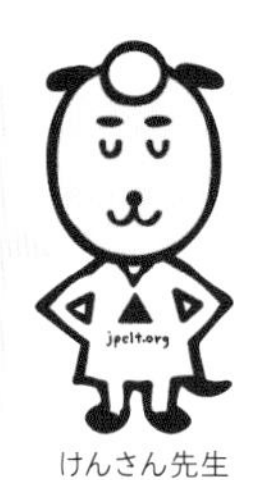

けんさん先生

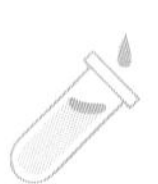

解 説

がん遺伝子パネル検査における二次的所見とは？

がん遺伝子パネル検査（がんゲノムプロファイル検査）は，がん細胞に生じたがん関連遺伝子の病的バリアントを検出することで，その情報を治療法の選択に役立てるための検査だね．厚生労働省によって指定された病院で実施が可能だよ．この検査はがん細胞に後天的に生じた「体細胞系列」のバリアントを検出することを目的としているよ（一次的所見）．でも，本来の目的ではない，生まれつき保有している「生殖細胞系列」のバリアントが検出される可能性もあるんだ（二次的所見）．その多くは遺伝性腫瘍の原因となる病的バリアントだよ．

どんな遺伝性腫瘍が見つかるの？

まず，**開示（患者さんにお伝えする）対象は“治療法・予防法などの対処法が存在し（actionable），患者さんご本人・血縁者の健康管理に有益と考えられる二次的所見”に限られる**ことを知っておいてほしい．検出された生殖細胞系列のバリアントのすべてを開示するわけではないんだ．開示対象となる遺伝子を知りたい場合は，米国臨床遺伝・ゲノム学会の開示推奨リスト（ACMG SF v3.0）が参考になるよ．二次的所見が判明するのはがん遺伝子パネル検査を受けた患者さんの数％で，遺伝性乳がん卵巣がん症候群（hereditary breast ovarian cancer：HBOC），Lynch症候群，Li-Fraumeni症候群の原因遺伝子の病的バリアントが多くを占めているよ[1, 2]．

二次的所見への対応は使用するパネルによって異なります

がん組織と非がん組織（あるいは血液）を同時に調べるT/Nペア検査と，がん組織のみを調べるT only検査では，二次的所見に関連する流れが違うんだ（表）．T only検査で二次的所見が疑われた場合の確定診断には追加の血液検査（原則は保険適応外）が必要だよ．

表 がん遺伝子パネル検査における二次的所見に関連する説明・同意のフロー

	T/N ペア検査	T only 検査
使用するパネル	NCCオンコパネル	FoundationOne® CDx，FoundationOne® Liquid CDx
検査前説明	二次的所見が生じうること	二次的所見の疑いが生じうること 二次的所見を確認するには，追加の確認検査が必要なこと
検査前同意	二次的所見を聞くか？	二次的所見の疑いについて聞くか？
検査の実施	がん組織と血液に対して実施	がん組織のみに対して実施
エキスパートパネル	二次的所見があるか？	二次的所見の疑いがあるか？ 確認検査が実施可能か？
結果開示	二次的所見	二次的所見の疑いがあること
結果開示時同意		二次的所見の確認検査を受けるか？
確認検査の実施		採血して実施
結果開示		二次的所見

文献3より引用．※「使用するパネル」の行は筆者が追記．なお，T/Nペア検査での「結果開示」の行は，引用元では『一次的所見と二次的所見（同時でなくてもいい）』とされているが，本表が二次的所見の説明の表であることから記載を『二次的所見』のみに変更した（実際はT/Nペア検査だけでなくT only検査でも一次的所見について説明される．また，検査前説明や検査前同意の過程でも一次的所見についての説明がなされる）．

二次的所見についての検査前説明のポイント

二次的所見は，患者さんやご家族の健康管理に役に立つ情報だよ．でも，患者さんの現在のがんとは直接関係ないこともあるんだ．検査を受ける前に二次的所見（あるいはその疑い）開示のメリットとデメリットを十分に説明し，患者さんやご家族への開示希望の有無をあらかじめ確認しておく必要があるよ．**患者さんには「知る権利」と「知らないでいる権利」がある**ことも説明しよう．二次的所見が判明した際には，臨床遺伝専門医あるいは認定遺伝カウンセラーによる遺伝カウンセリングで対応できるよ．検査前に遺伝カウンセリングを受けることも可能だ．

検査の主目的はあくまでも現在罹患しているがんの治療なので，二次的所見に関する事前の説明は，本来の検査目的の説明とのバランスに配慮して行うことも大事だよ．

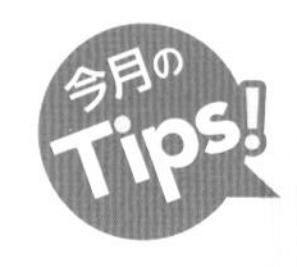

二次的所見の可能性と開示のメリット・デメリットについては検査前に十分に説明しよう．でも，検査の主目的は現在罹患しているがんの治療なので，説明のバランスも大事にね．

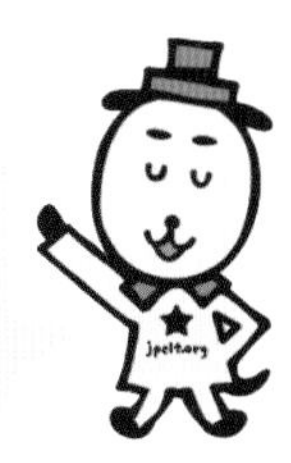

参考文献

1）Sunami K, et al：Feasibility and utility of a panel testing for 114 cancer-associated genes in a clinical setting：A hospital-based study. Cancer Sci, 110：1480-1490, 2019（PMID：30742731）
2）Meric-Bernstam F, et al：Incidental germline variants in 1000 advanced cancers on a prospective somatic genomic profiling protocol. Ann Oncol, 27：795-800, 2016（PMID：26787237）
3）日本医療研究開発機構：ゲノム医療における情報伝達プロセスに関する提言 その1：がん遺伝子パネル検査を中心に【改定第2版】．2019　https://www.amed.go.jp/content/000056785.pdf

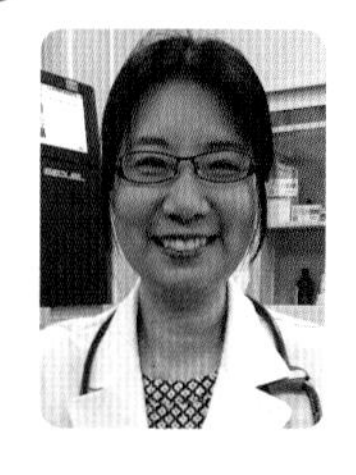

今月のけんさん先生は…
琉球大学 先進ゲノム検査医学講座（琉球大学病院検査・輸血部）の今村美菜子でした！
生活習慣病の遺伝要因の解明に取り組んでいます．ゲノム研究成果の臨床応用をめざし，日々奮闘しています．

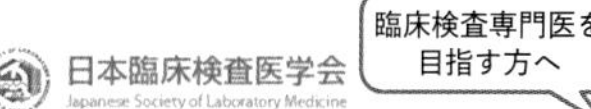

内科病棟診療のための

Practice-Changing Evidence

いつもの診療をアップデート

第6回

本連載では，臨床現場ではまだ十分に実施されていないものの，今後の常識となりうる「診療を変えるエビデンス（Practice-Changing Evidence）」を紹介します．今の診療を見直して，より良い病棟診療を目指しましょう．

2型糖尿病患者におけるSGLT2阻害薬

長崎一哉
〔水戸協同病院 総合診療科／質の高い病棟診療ワーキンググループ（日本病院総合診療医学会）〕

Point

- 2型糖尿病の患者に対するSGLT2阻害薬は心血管疾患イベントを減少させる
- 慢性腎不全の患者に対するSGLT2阻害薬は腎アウトカムを改善させる

はじめに

さて，今回は糖尿病をテーマとしますが，糖尿病診療におけるPractice-Changing Evidenceはもちろん「SGLT2阻害薬」です！ SGLT2阻害薬は既存の糖尿病薬にはなかった，心血管イベントや死亡率といったハードアウトカムを改善させうる待望の薬です．私が初期研修医だったころ（10年ほど前）には全く見なかった薬ですが，その心臓と腎臓への高い保護作用が多くの研究で証明され，今日では世界的に広く利用されるようになっています．

ここで，SGLT2阻害薬について簡単におさらいしておきましょう[1]．まずSGLT2阻害薬は国内では6種類流通しており，ダパグリフロジン，カナグリフロジン，エンパグリフロジンが代表的です．作用機序としては，近位尿細管にあるsodium glucose cotransporter-2（SGLT2：ナトリウム・グルコース共輸送体-2）を阻害することで尿から血中への糖の再吸収を抑制し，血糖値を下げることができます．主な有害事象は泌尿器系や婦人科系の感染症，急性腎障害，糖尿病性ケトアシドーシスです．薬効としては，血糖降下作用そのものは実のところその他の経口血糖降下薬と比べてやや弱いようであり，2型糖尿病患者の第一選択薬とはなっていません．しかし，心疾患，腎疾患を併存する2型糖尿病患者のアウトカムを改善することが注目され，メトホルミン等のほかの経口血糖降下薬と併用することが各国のガイドラインで推奨されるようになってきています[2]．具体的には，**心血管疾患，心不全，慢性腎不全**の3つの病態のある2型糖尿病患者のアウトカムを改善します．

SGLT2阻害薬については多くの大規模な研究がなされています．本稿では，それらの研究のなかから2つランドマーク研究を選び解説していきたいと思います．

症例

72歳男性，既往：高血圧，脂質異常症，肥満．心筋梗塞で入院し，経皮的冠動脈形成術を緊急で施行．本日は入院3日目であり，経過は良好で経口摂取も開始されている．入院時の血液検査で，随時血糖223 mg/dL，HbA1c 8.4％であった．腎機能は血清クレアチニン1.5 mg/dL，eGFR 50 mL/分/1.73 m^2である．2型糖尿病のようであるが，糖尿病は今まで未指摘であった．現在，担当チームで経口血糖降下薬の開始を検討している．

指導医：さて，何を処方しますか？

研修医：2型糖尿病の第一選択薬はメトホルミンだったと思います．肥満の方にも適していると思うので，それでいかがでしょうか．

指導医：いいですね．メトホルミンはこの患者さんで適した薬と思います．ほかの選択肢はわかりますか．

研修医：あ，SGLT2阻害薬はどうでしょうか．たしか，心疾患のある患者ではアウトカム改善につながるのですよね？

指導医：その通りです．SGLT2阻害薬は心血管疾患，心不全，慢性腎不全のある2型糖尿病患者では投与を検討するべきです．代表的な研究を2つ紹介しましょう．

論文1 エンパグリフロジンは心血管リスクが高い患者の心血管アウトカムを改善する！

Zinman B, et al：Empagliflozin, Cardiovascular Outcomes, and Mortality in Type 2 Diabetes. N Engl J Med, 373：2117-2128, 2015（PMID：26378978）

まず，2015年に発表されたEMPA-REG OUTCOME試験[3]というランダム化比較試験（RCT）を紹介しましょう．この研究はSGLT2阻害薬に心血管イベント抑制効果があることをはじめて示したランドマーク研究です．

● 背景：2型糖尿病患者の主な死亡原因の1つは心血管疾患である

2型糖尿病は心血管疾患の主要なリスク因子であり，また両者が併存することで死亡リスクは上昇します．よって，心血管疾患を抑制できる経口血糖降下薬の開発が望まれていました．メトホルミンは特定の患者層の心血管イベントを減らすと考えられていましたが，それ以外の経口血糖降下薬では心血管疾患を抑制できる薬はありませんでした．

SGLT2阻害薬の1つであるエンパグリフロジンは先行研究において，血糖抑制効果だけでなく，体重減少や血圧降下作用が示されていました．よって本研究は，エンパグリフロジンが心血管アウトカムに与える影響を調査することを目的として行われました．

● 方法

本研究は42カ国で実施されたRCTです．心血管疾患を有する成人2型糖尿病患者が参加者です．参加条件は，経口血糖降下薬を内服していない患者ではHbA1c 7～9％，内服している患者ではHbA1c 7～10％とされ，またeGFR 30 mL/分/1.73 m^{2}未満の患者は除外されています．参加者はエンパグリフロジン10 mg/日群，エンパグリフロジン25 mg/日群，プラセボ群の3群にランダムに分けられました．またランダム化は，HbA1c，腎機能，地域の違いで層別化のうえ実施されました．主要アウトカムは心血管疾患による死亡，心筋梗塞，脳卒中の主要心血管イベントです．

結果：エンパグリフロジンは心血管疾患だけでなく，心不全の入院も減らす！

7,020名が参加し，基礎データは年齢63歳，女性29％，HbA1c 8.1％でした．追跡期間は3.1年です．主な結果として，エンパグリフロジン群（2群の合計）はプラセボ群と比べ，主要心血管イベントの発生率が低くなりました（10.5％ vs. 12.1％；ハザード比0.86）．また，心不全による入院を減らすことも示しました（2.7％ vs. 4.1％；ハザード比0.65）．サブグループ解析では，年齢が65歳以上，かつHbA1c 8.5％以下の患者でエンパグリフロジンの効果がみられることがわかりました．

考察と臨床への応用：心血管リスクのある患者ではSGLT2阻害薬が推奨される

カナグリフロジンとダパグリフロジンでも同様の研究があり，前者（CANVAS試験）[4]では心血管疾患や心不全の抑制効果が，後者（DECLARE-TIMI試験）[5]では心不全の抑制効果（心血管疾患の抑制は特定のサブグループのみ）が示されています．これらの研究を受け，多くのガイドラインが心血管疾患や心不全を有する2型糖尿病患者でのSGLT2阻害薬の使用を推奨するようになりました．

さらに，2016年に発表された本研究の2次解析では，エンパグリフロジン群に腎アウトカムをも改善させる可能性があることが報告されました[6]．その後，慢性腎不全を有する患者へのSGLT2阻害薬の効果が研究されていきます．次に紹介する研究は，その代表的な研究の1つである，CREDENCE試験[7]です．

論文2 カナグリフロジンは糖尿病患者の腎アウトカムを改善する

Perkovic V, et al：Canagliflozin and Renal Outcomes in Type 2 Diabetes and Nephropathy. N Engl J Med, 380：2295-2306, 2019（PMID：30990260）

背景：SGLT2阻害薬はACE阻害薬/ARBに続く腎保護作用のある薬なのか？

SGLT2阻害薬が心血管疾患を減らすことが複数の試験で示され，それらの試験の2次解析で腎アウトカム改善がみられていました．明らかな機序は不明ですが，ナトリウム利尿と尿糖による浸透圧利尿により，糸球体内圧が下がることで腎保護作用が生じると考えられています．腎保護作用があると証明されている薬剤はそれまでACE阻害薬とARBのみであり，SGLT2阻害薬が新たな選択肢となることが期待されていました．本試験はカナグリフロジンの腎アウトカムへの効果を評価したRCTとなります．

● 方法

34カ国で2014～2017年に実施されたRCTです．対象は2型糖尿病と慢性腎不全（eGFR 30～89 mL/分/1.73 m^2＋微量アルブミン尿）のある30歳以上の成人で，ACE阻害薬またはARBを最大量まで内服している患者です．カナグリフロジン群とプラセボ群の2群にランダム化されました．主要アウトカムは末期腎不全，血清クレアチニン値倍加，腎関連死亡，心血管疾患による死亡の複合アウトカムでした．

● 結果：カナグリフロジンは腎アウトカムを改善させる

4,401名が研究に参加したところで，早期終了[注]となりました．主要複合アウトカムはカナグリフロジン群で明らかに減少していました（43.2 vs. 61.2/1,000人年）．重要なこととして，末期腎不全（20.4 vs. 29.4/1,000人年）や血清クレアチニン値倍加（20.7 vs. 33.8/1,000人年）などの患者にとって意味のあるイベントが減少することが示されていました．

● 考察と臨床への応用：SGLT2阻害薬は腎保護作用を有する新たな薬として位置づけられる

本研究では，2型糖尿病と慢性腎不全のある患者への腎保護作用が示されました．その後，ダパグリフロジンについて調査したDAPA-CKD試験[8]では，慢性腎不全のある患者の**糖尿病の有無にかかわらず**腎保護作用を有していることが示されました．これらの研究を受け，SGLT2阻害薬はACE阻害薬，ARBに次ぐ，第3の腎保護作用を有する薬剤として位置づけられると考えられています．

症例のその後

指導医：…ということで，本症例にはSGLT2阻害薬はよい適応と思います．

研修医：わかりました．では，メトホルミンに加えて，SGLT2阻害薬も開始してみます．

指導医：ちなみに今解説したこと以外に大事なこととして，SGLT2阻害薬は糖尿病の有無にかかわらず心不全のアウトカムを改善させます．駆出率が低下した心不全（heart failure with reduced ejection fraction：HFrEF）だけでなく，駆出率が保たれた心不全（heart failure with preserved ejection fraction：HFpEF）でもその効果が期待できるようです．このトピックも勉強してみてください．

注：早期終了：臨床試験では中間解析において，介入群が明らかに優れている場合，または重大な有害事象が生じている場合などに試験が早期に終了することがある．

入院4日目にメトホルミン1回500 mg 1日2回とエンパグリフロジン1回10 mg 1日1回を開始した．入院中は，低血圧や急性腎障害等の合併症なく経過した．入院10日目に退院し，その後は外来で薬剤調整をすることとなった．

おわりに

いかがだったでしょうか．SGLT2阻害薬に関する多くの研究のなかから，今回は2つの重要な研究に絞って簡潔に解説してみました．興味をもたれた方はぜひその他の研究の内容も概観してみてください．次回もお楽しみに！

◆ 文献（読ん得度：読んで得するかどうかについてを著者が一定の吟味と偏見で決めた指標）

1）Brown E, et al：SGLT2 inhibitors and GLP-1 receptor agonists：established and emerging indications. Lancet, 398：262-276, 2021（PMID：34216571）
↑SGLT2阻害薬の心疾患，腎疾患に関する適応をまとめたReviewです．GLP-1製剤についても記載があります．おすすめです．読ん得度：★★★★☆

2）Draznin B, et al：9. Pharmacologic Approaches to Glycemic Treatment：Standards of Medical Care in Diabetes-2022. Diabetes Care, 45：S125-S143, 2022（PMID：34964831）
↑アメリカ糖尿病学会（ADA）の糖尿病ガイドラインの薬物療法のパートです．Figure 9.3を見ていただくと，SGLT2阻害薬の位置づけがよくわかると思います．読ん得度：★★★★☆

3）Zinman B, et al：Empagliflozin, Cardiovascular Outcomes, and Mortality in Type 2 Diabetes. N Engl J Med, 373：2117-2128, 2015（PMID：26378978）
↑論文1です．読ん得度：★★★★★

4）Neal B, et al：Canagliflozin and Cardiovascular and Renal Events in Type 2 Diabetes. N Engl J Med, 377：644-657, 2017（PMID：28605608）
↑カナグリフロジンが心血管疾患や心不全の抑制効果を示した研究です．読ん得度★★★☆☆

5）Wiviott SD, et al：Dapagliflozin and Cardiovascular Outcomes in Type 2 Diabetes. N Engl J Med, 380：347-357, 2019（PMID：30415602）
↑ダパグリフロジンが特定のサブグループのみで心血管アウトカムを改善することを示した研究です．読ん得度★★★☆☆

6）Wanner C, et al：Empagliflozin and Progression of Kidney Disease in Type 2 Diabetes. N Engl J Med, 375：323-334, 2016（PMID：27299675）
↑EMPA-REG OUTCOME試験の2次解析で，腎アウトカムの改善が報告されました．読ん得度：★★★☆☆

7）Perkovic V, et al：Canagliflozin and Renal Outcomes in Type 2 Diabetes and Nephropathy. N Engl J Med, 380：2295-2306, 2019（PMID：30990260）
↑論文2です．読ん得度：★★★★★

8）Heerspink HJL, et al：Dapagliflozin in Patients with Chronic Kidney Disease. N Engl J Med, 383：1436-1446, 2020（PMID：32970396）
↑ダパグリフロジンが糖尿病の有無にかかわらず慢性腎不全患者の腎アウトカムを改善させることを示した論文です．読ん得度：★★★★☆

長崎一哉
Kazuya Nagasaki
水戸協同病院総合診療科
質の高い病棟診療ワーキンググループ（日本病院総合診療医学会）
もう今年も12月になりました．レジデントの毎日はあっという間に過ぎますね．冬は身体的にも精神的にも体調を崩しやすい時期ですので，よく寝て，よく食べ，少し運動して，気をつけてお過ごしください．

紹介した論文のまとめ

	①Zinman B, et al：Empagliflozin, Cardiovascular Outcomes, and Mortality in Type 2 Diabetes. N Engl J Med, 373：2117-2128, 2015（PMID：26378978）	②Perkovic V, et al：Canagliflozin and Renal Outcomes in Type 2 Diabetes and Nephropathy. N Engl J Med, 380：2295-2306, 2019（PMID：30990260）
クリニカルクエスチョンとその回答	**重要度：★★★★★** **・心血管リスクの高い2型糖尿病患者では，エンパグリフロジンはプラセボと比べ，心血管疾患による死亡，心筋梗塞，脳卒中の主要心血管イベントを減少させるか？** →Yes. エンパグリフロジンは10 mg/日，25 mg/日のいずれにおいても，プラセボと比べ，主要心血管イベントを約15％減少させる．さらに，心不全による入院を約35％減少させる．	**重要度：★★★★★** **・慢性腎不全のある2型糖尿病患者では，カナグリフロジンはプラセボと比べ，腎関連アウトカムを改善するか？** →Yes. カナグリフロジンはプラセボと比べ，末期腎不全，血清クレアチニン値倍加，腎関連死亡，心血管関連死の複合イベントを約30％減少させる．
研究デザインと方法：研究の方法論と対象	**方法論** ・ランダム化比較試験．42カ国590の医療機関で実施 ・3.1年追跡 **対象** ・18歳以上の2型糖尿病患者 ・BMI＜45，eGFR≧30 mL/分/1.73 m^2 ・心血管疾患（2カ月以内の心筋梗塞，多枝冠動脈疾患，虚血性変化または不安定狭心症入院歴のある単枝冠動脈疾患，2カ月以内の不安定狭心症，2カ月以内の脳卒中，閉塞性末梢動脈疾患） ・過去12週間で血糖降下薬の内服がなくHbA1c 7～9％，あるいは過去12週間で血糖降下薬の内服がありHbA1c 7～10％ **主な除外基準** ・著明な高血糖，肝障害，心疾患手術の予定，妊娠，悪性腫瘍，ステロイド内服，アルコール依存	**方法論** ・ランダム化比較試験．34カ国690の医療機関で実施 ・2.6年追跡 **対象** ・30歳以上の2型糖尿病患者（HbA1c 6.5～12.0％） ・eGFR 30～89 mL/分/1.73 m^2および尿アルブミン/クレアチニン比300～5,000（mg/g） ・ACE阻害薬またはARBを最大量あるいは副作用のない上限まで内服 **主な除外基準** ・1型糖尿病，非糖尿病性腎疾患，透析患者，腎移植
研究デザインと方法：介入（曝露）と対照，アウトカム	**介入（曝露）と対照** ・エンパグリフロジン10 mg/日，エンパグリフロジン25 mg/日，プラセボの3群に1：1：1にランダム化 ・HbA1c，腎機能，居住地により層別化 ・内服開始12週後からは経口血糖降下薬の変更が可能 **アウトカム** ・主要アウトカム：主要心血管イベント（心血管関連死，心筋梗塞，脳卒中） ・副次アウトカム：全死亡率，不安定狭心症による入院，心不全入院，血糖値の変化 ・安全性：低血糖，尿路感染症，循環血漿量減少，急性腎不全，糖尿病性ケトアシドーシス	**介入（曝露）と対照** ・カナグリフロジン100 mg/日とプラセボの2群にランダム化 **アウトカム** ・主要アウトカム：末期腎不全，血清クレアチニン値倍加，腎関連死亡，心血管関連死の複合アウトカム ・副次アウトカム：心不全入院，全死亡，透析，腎移植 ・安全性：下肢切断，骨折，性器感染，糖尿病性ケトアシドーシス
結果と結論	**参加者** ・合計7,020名の患者が参加 ・平均年齢63歳，女性29％，白人73％，アジア人22％ ・平均BMI 31，平均HbA1c 8.1％，平均eGFR 74 mL/分/1.73 m^2 ・冠動脈疾患75％，心筋梗塞47％，CABG 25％ **代表的な結果（エンパグリフロジン群 vs. プラセボ群）** ・主要心血管イベント：10.5％ vs. 12.1％（ハザード比0.86） ・全死亡：5.7％ vs. 8.3％（ハザード比0.68） ・心不全入院：2.7％ vs. 4.1％（ハザード比0.65） ・12週後のHbA1cの変化：－0.54％（10 mg/日群），－0.60％（25 mg/日群） ・安全性：性器感染のみ有意に増加（6.4％ vs. 1.8％） **結論** 心血管疾患のある2型糖尿病患者に対するエンパグリフロジンは，プラセボと比べ，主要心血管イベント，全死亡，心不全入院を減少させる．	**参加者** ・合計4,401名の患者が参加 ・平均年齢63歳，女性35％，白人68％，アジア人19％ ・平均BMI 31，平均HbA1c 8.3％，平均eGFR 56 mL/分/1.73 m^2 **代表的な結果** ・主要複合アウトカム：43.2 vs. 61.2/1,000人年 ・末期腎不全：20.4 vs. 29.4/1,000人年 ・血清クレアチニン値倍加：20.7 vs. 33.8/1,000人年 ・安全性：糖尿病性ケトアシドーシス（2.2 vs. 0.2/1,000人年）がカナグリフロジン群で増加 **結論** 慢性腎不全のある2型糖尿病患者では，カナグリフロジンはプラセボと比べ，腎関連アウトカムを改善させる．
実臨床への応用	**臨床応用のしやすさ：★★★★☆** ・サブグループ解析の結果では，エンパグリフロジンは特定のサブグループのみで主要心血管イベントを減らす（65歳以上かつHbA1c 8.5％以下） ・血糖降下作用はほかの経口血糖降下薬と比べ弱い **今日からできること** ・心血管疾患のある2型糖尿病患者では常にSGLT2阻害薬の適応を考慮する	**臨床応用のしやすさ：★★★★☆** ・肥満患者が多く含まれている ・糖尿病性ケトアシドーシスのリスクが高い患者には投与しにくい ・臨床試験が早期終了しており，治療効果を過大評価している可能性あり **今日からできること** ・慢性腎不全のある2型糖尿病患者では常にSGLT2阻害薬の適応を考慮する

CABG：coronary artery bypass grafting（冠動脈バイパス術）

Book Information

関節リウマチ関連リンパ増殖性疾患の診断と管理の手引き

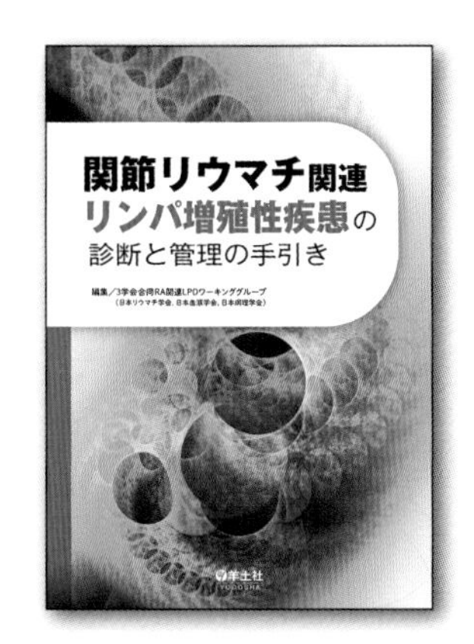

3学会合同RA関連LPDワーキンググループ
（日本リウマチ学会，日本血液学会，日本病理学会）／編

□ 定価6,820円（本体6,200円+税10%） □ A4判 □ 136頁
□ ISBN 978-4-7581-2392-1

メトトレキサートなどの免疫抑制薬治療中の関節リウマチに発生する
リンパ増殖性疾患（RA関連LPD）について，最新のエビデンスをもとに，
臨床現場で適切に対応するための重要ポイントを解説．

関連3学会ワーキンググループによる本邦初の手引き

本音で語る！リウマチ・膠原病治療薬の使い方

金城光代／編

□ 定価5,500円（本体5,000円+税10%） □ A5判 □ 288頁
□ ISBN 978-4-7581-1881-1

- 関節リウマチの治療薬を，使い勝手に特化して解説
- 投与スケジュールやモニター，副作用など必要な情報がパッとわかる！
- 抗リウマチ薬だけでなく関連疾患に使う薬まで幅広くフォロー

エキスパートがリウマチ治療薬を本音で解説！

長澤先生、腎臓って結局どう診ればいいですか？

**適切な判断のための診療センスが身につき、
食事・薬物療法からコンサルトまで自信をもってできるようになる**

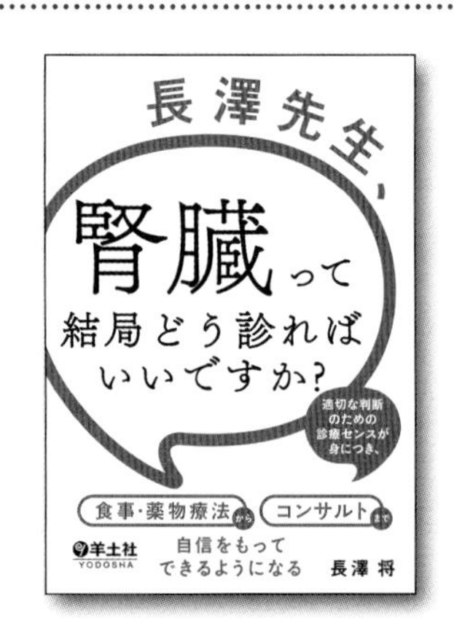

長澤 将／著

□ 定価3,960円（本体3,600円+税10%） □ A5判 □ 213頁
□ ISBN 978-4-7581-2394-5

- CKDの管理から種々の腎臓病治療まで，幅広い分野をカバー
- 重要ポイントを細かく明示し，「診療で何をすればよいか」がすぐわかる！
- 薬を誰に・何を・いつ・どの程度処方すればよいか，具体的に解説！

実臨床ですぐに実践できる腎臓病診療のノウハウを伝授！

発行 羊土社 YODOSHA
〒101-0052 東京都千代田区神田小川町2-5-1 TEL 03(5282)1211 FAX 03(5282)1212
E-mail：eigyo@yodosha.co.jp
URL：www.yodosha.co.jp/
ご注文は最寄りの書店，または小社営業部まで

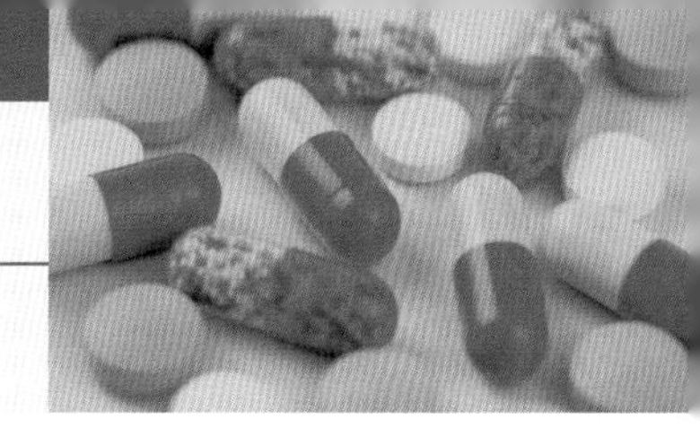

関節リウマチ治療薬の考え方・使い方

妹尾高宏（京都府立医科大学大学院医学研究科 免疫内科学）

◆薬の使い方のポイント・注意点◆

- 薬物治療の目標は6カ月以内に臨床的寛解または低疾患活動性を達成すること
- 治療の中心的薬剤であるメトトレキサート（MTX）を正しく扱えるかが治療のキーポイント
- MTXの投与禁忌・慎重投与に注意する
- MTX開始前に副作用の説明と早期発見のための患者教育を実施する

1．はじめに

関節リウマチとは，免疫の異常により関節に炎症が起こり，関節の疼痛・腫脹をきたす疾患で，進行すると関節の変形や機能障害によって生活の質を著しく低下させます．本邦には70～100万人ほどの患者さんがいるとされており，研修医でも必ず遭遇する疾患です．ここ20年で治療は飛躍的に進歩しました．最新の関節リウマチ薬物治療，特に非専門医にも求められる治療を中心に解説します．

2．関節リウマチ薬物治療のアルゴリズム

最新の治療をまとめた「関節リウマチ診療ガイドライン2020」が刊行されています[1]．**6カ月以内に臨床的寛解**（関節の圧痛・腫脹がなくなり炎症も制御されている状態）**または低疾患活動性**（関節の圧痛・腫脹がおおむね1～2カ所以内に抑えられている状態）**を達成することが薬物治療の目標**です．薬物治療のアルゴリズム（**図**）は，合計3つのフェーズから構成されており，治療目標を達成できない場合には次のフェーズに進みます．それに加えて補助的治療としてステロイド，NSAIDs，抗RANKL抗体（デノスマブ）があります．治療目標を達成・維持した場合は薬物治療の減量を検討します．リウマチ因子（RF）・抗CCP抗体（ACPA）陽性（特に高値例），早期からの関節破壊は予後不良因子として知られ，積極的な治療強化が必要です．代表的な抗リウマチ薬を**表1**に示します．ここでは非専門医が治療を行うフェーズⅠ，Ⅱを中心に解説します．

3．フェーズⅠの治療 ～アンカードラッグであるMTXを正しく使う

1）MTX投与前スクリーニング

関節リウマチと診断されたら，**まずメトトレキサート（MTX）の投与を検討**します．MTXはアンカードラッグと呼ばれ，関節リウマチの薬物治療の中心的薬剤です．MTXは禁忌事項や副作用，独特な投与方法に注意する必要があります．また免疫抑制薬であるため感染症スクリーニングを行います．

はじめにMTXが投与禁忌にあたらないか確認します（**表2**，p.2844）．また，禁忌事項がなくても，**高齢者，低体重，腎機能低下，肺病変，アルコール常飲者，NSAIDs複数服用例では慎重投与**となり，低用量から開始することが推奨されます．これらの評価のため全身状態の把握，血液生化学検査，尿検査，胸部X線検査を実施します．

併行して感染症スクリーニングを行います．HBs抗原，HBc抗体，HCV抗体で肝炎ウイルスを検索し，胸部X線とインターフェロンγ遊離試験（QFT-4G，T-spot）で結核を検索します．陽性であれば消化器内科や呼吸器内科と連携し治療を行います．近年は肺非結核性抗酸菌症も増加しており，胸部X線で存在を疑う場合は呼吸器内科に紹介して治療の適応を相談します．**ワクチンによる感染予防も大切**で，インフルエンザワクチンや新型コロナウイルスワクチン，65歳以上では肺炎球菌ワクチン，50歳以上では不活化帯状疱疹ワクチンも積極的に検討します．

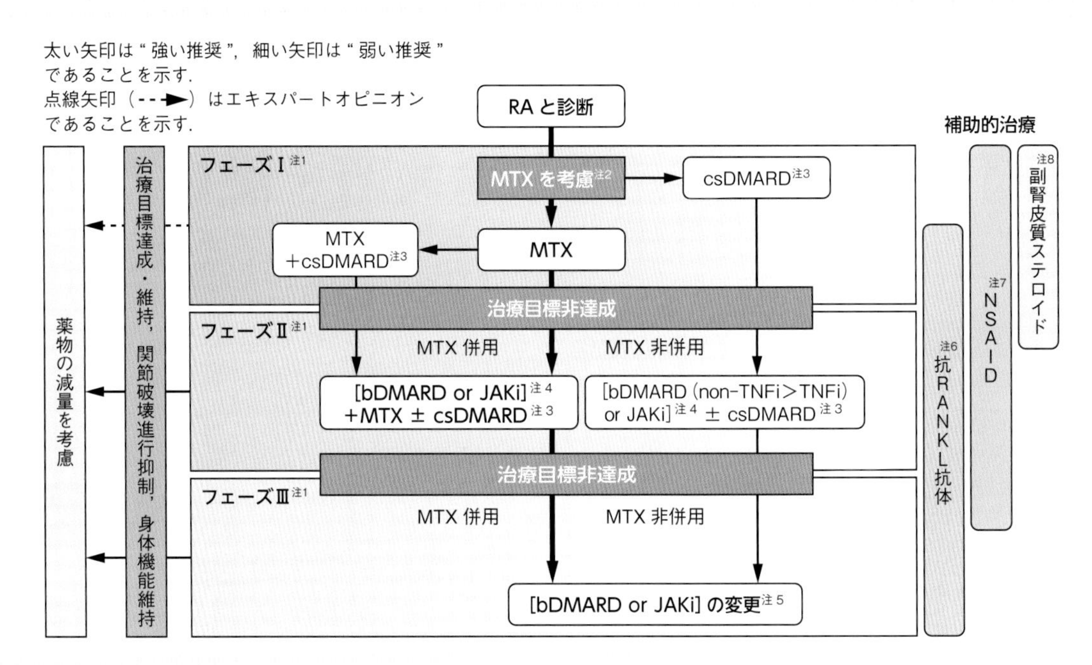

図　関節リウマチ診療ガイドライン2020薬物治療アルゴリズム

注1：原則として6か月以内に治療目標である「臨床的寛解もしくは低疾患活動性」が達成できない場合には，次のフェーズに進む．治療開始後3か月で改善がみられなければ治療を見直し，RF/ACPA陽性（特に高力価陽性）や早期からの骨びらんを有する症例は関節破壊が進みやすいため，より積極的な治療を考慮する．
注2：禁忌事項のほかに，年齢，腎機能，肺合併症等を考慮して決定する．
注3：MTX以外のcsDMARDを指す．
注4：長期安全性，医療経済の観点からbDMARDを優先する．
注5：TNF阻害薬が効果不十分な場合は，非TNF阻害薬への切替を優先する．
注6：疾患活動性が低下しても骨びらんの進行がある患者，特にRF/ACPA陽性患者で使用を考慮する．
注7：疼痛緩和目的に必要最小量で短期間が望ましい．
注8：早期かつcsDMARD使用RAに必要最小量を投与し，可能な限り短期間（数か月以内）で漸減中止する．再燃時等で使用する場合も同様である．
文献1，p.17より転載．

2）MTXの投与方法

ここまで確認を進めてからMTXを処方します．**MTXは週1，2回投与する薬剤**です．**通常は6〜8 mg/週で開始**します．欧米では朝1回の単回投与が好まれていますが，本邦では副作用対策として朝夕に分割し，朝を多めにして投与することが多いです（朝6 mg，夕2 mgなど）．前述の**慎重投与例は4〜6 mg/週より投与**を開始します．

あわせて，**葉酸製剤を翌々日に投与**して副作用を防止します．葉酸製剤はフォリアミン® 5 mg/週またはロイコボリン® 5 mg/週を用います．

その後副作用がなく効果不十分であればMTXを4週ごとに2 mgずつ，**10〜12 mg/週まで増量**します（慎重投与例は少なめ）．10 mg/週以上は2日かけて3回投与（朝夕朝）とすることが多いです．葉酸はMTXの翌日または翌々日で継続します．

予後不良因子をもつ非高齢者は8 mg/週から開始して，2週間ごとに2 mgずつ増量を検討します．これでも効果不十分であれば従来型合成抗リウマチ薬（conventional synthetic disease-modifying anti-rheumatic drugs：csDMARDs）を追加，またはMTXを最大16 mg/週まで漸増します．海外では単回投与の皮下注射製剤が多く用いられ本邦でも上市されましたが，一般的には経口薬が用いられています．

3）MTXの安全管理

MTX開始前に，副作用の説明と早期発見のための患者教育を実施します．MTX開始後1カ月ほどは消化器障害（口内炎・下痢・悪心など），肝障害など用

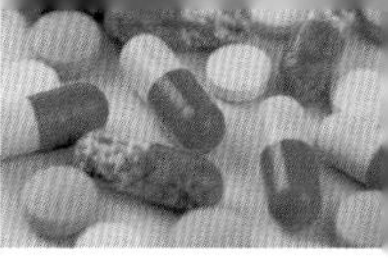
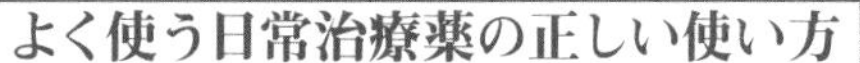

表1　代表的な抗リウマチ薬

一般名			商品名	投与経路	備考
MTX	メトトレキサート	葉酸代謝拮抗薬	リウマトレックス®	経口	中心的な薬剤
			メトジェクト®	皮下注射	海外では広く用いられるが本邦ではまだ普及していない
csDMARDs	タクロリムス	カルシニューリン阻害薬	プログラフ®	経口	比較的強力な作用．間質性肺炎が少ない
	サラゾスルファピリジン		アザルフィジン®EN	経口	免疫調整薬．サラゾピリン®などとして炎症性腸疾患にも用いられる
	ブシラミン		リマチル®	経口	本邦で開発．比較的効果が強い
	イグラチモド		ケアラム®	経口	本邦で開発．効果発現は遅いが有効性は高い
生物学的製剤	インフリキシマブ	抗TNF αキメラ抗体	レミケード®，インフリキシマブBS	点滴	MTX併用が必須
	エタネルセプト	可溶性TNF受容体	エンブレル®，エタネルセプトBS	皮下注射	免疫原性が低い．デバイスが豊富
	アダリムマブ	ヒト化抗TNF α抗体	ヒュミラ®，アダリムマブBS	皮下注射	MTX併用が必須
	セルトリズマブペゴル	ペグ化抗TNF α抗体	シムジア®	皮下注射	妊娠・授乳婦への安全性が高い
	ゴリムマブ	ヒト化抗TNF α抗体	シンポニー®	皮下注射	倍量投与が可能．免疫原性が低い
	オゾラリズマブ	抗TNF αナノボディ製剤	ナノゾラ®	皮下注射	初のナノボディ製剤．上市されたばかりでデータは少ない
	トシリズマブ	抗IL-6受容体抗体	アクテムラ®	点滴，皮下注射	MTXなしでも効果が高い
	サリルマブ	抗IL-6受容体抗体	ケブザラ®	皮下注射	MTXなしでも効果が高い
	アバタセプト	CTLA4-Ig	オレンシア®	点滴，皮下注射	安全性が高い．抗CCP抗体高力価例に良い
JAK阻害薬	トファシチニブ	JAK1/3阻害薬	ゼルヤンツ®	経口	肝代謝
	バリシチニブ	JAK1/2阻害薬	オルミエント®	経口	腎排泄
	ペフィシチニブ	pan-JAK阻害薬	スマイラフ®	経口	肝代謝
	ウパダシチニブ	JAK1選択的阻害薬	リンヴォック®	経口	肝代謝
	フィルゴチニブ	JAK1選択性阻害薬	ジセレカ®	経口	腎排泄
補助的治療薬	デノスマブ	抗RANKL抗体	プラリア®	皮下注射	本来は骨粗鬆症治療薬

量依存的な副作用がみられます．また，MTXによる間質性肺炎はアレルギー的機序で起きるとされ，高齢者や既存の肺疾患，糖尿病合併例などによくみられ，投与開始3年以内に多く認めます．咳嗽や息切れがあれば受診するよう促し，間質性肺炎を認めた際はすみやかに中止しステロイド治療を行います．ニューモシスチス肺炎と鑑別を要するため同時に検索を進めます．高齢，腎機能障害など慎重投与例では骨髄障害が比較的多く，新たな口内炎やMCVの上昇（>100 fL）といった葉酸欠乏症状がある場合は注意を要します[2]．長期投与例ではリンパ増殖性疾患を認めることがあり，先行するリンパ球減少を背景にLDHの上昇やリンパ節腫大を認めた際は，MTXを中止して血液内科と連携をとります[3]．

MTX投与開始後6カ月以内は感染症やこれらの副作用に注意して，4週おきに血液検査，適宜胸部X線検査を実施して安全性モニタリングを行います．また妊産婦，授乳婦にはMTXは禁忌であり避妊を指導します．妊娠を予定する際は中止してから1生理周期を経る必要があります．

表2　MTXの投与禁忌

1. 妊娠または妊娠している可能性やその計画のある患者，授乳中の患者
2. 成分に対して過敏症の既往のある患者
3. 重症感染症を有する患者
4. 重大な血液・リンパ系障害を有する患者
   ① 骨髄異形成症候群，再生不良性貧血，赤芽球癆の病歴のある場合
   ② 過去5年以内のリンパ増殖性疾患の診断あるいは治療歴のある場合
   ③ 著しい白血球減少あるいは血小板減少（判定には以下の基準を参考とするが，合併症の有無などを考慮して判断する）
   ・白血球数＜3,000/mm^3　・血小板数＜50,000/mm^3
5. 肝障害を有する患者
   ① B型またはC型の急性・慢性活動性ウイルス性肝炎を合併している場合
   ② 肝硬変と診断された場合
   ③ その他の重大な肝障害を有する場合
6. 高度の腎障害を有する患者（判定には以下の基準を参考とする）
   ① 透析患者や腎糸球体濾過量（GFR）＜30 mL/分/1.73 m^2に相当する腎機能障害
7. 胸水，腹水が存在する患者
8. 高度な呼吸器障害を有する患者（判定には以下の基準を参考とする）
   ① 低酸素血症の存在（室内気でPaO_2＜70 Torr）
   ② 呼吸機能検査で％VC＜80％の拘束性障害
   ③ 胸部画像検査で高度の肺線維症の存在

文献4より転載．

4．フェーズⅠの治療～csDMARDsの使い方

csDMARDsは，免疫調整薬であるブシラミン，サラゾスルファピリジン，イグラチモド，免疫抑制薬であるタクロリムスがよく用いられています．**MTXを十分に用いても効果不十分な場合，MTXが禁忌で使えない場合，副作用のためMTXを中止した場合**に用います．MTX慎重投与例でもMTXの代わりに投与されることがあります．

1）ブシラミン

ブシラミン（リマチル®）はMTX低用量と同等の効果があります[5]．膜性腎症をきたすことがあり蛋白尿のモニタリングが必要です．添付文書にある300 mg/日では腎障害をきたしやすく，1回100 mg 1日1回から開始して1日2回まで増量して維持します．

2）サラゾスルファピリジン

サラゾスルファピリジンはサルファ剤でありニューモシスチス肺炎の抑制効果をもち，既存の肺疾患がある症例によく用いられています[6]．アザルフィジン®EN 1回250 mg 1日2回（朝夕食後）で開始して，2～4週後に問題なければ1回500 mg 1日2回（朝夕食後）に増量して継続します．副作用として皮膚粘膜障害が早期にしばしばみられるため注意が必要です．

3）イグラチモド

イグラチモドは炎症性サイトカインを抑制する効果があり疼痛緩和が期待できます．MTXが使用できなくてもほぼ遜色ない効果も報告されています[7]．投与早期に肝障害をきたすことがあり，最初の1カ月は半量で投与します．ケアラム® 1回25 mg 1日1回（朝食後）より開始して2週後に肝機能を確認し，さらに2週後に問題なければ1回25 mg 1日2回（朝夕食後）に増量して継続します．ワルファリンとの併用は禁忌です．

4）タクロリムス

タクロリムス（プログラフ®）はMTXとは作用機序が異なる薬剤です．そのためしばしばMTXやほかのcsDMARDs，生物学的製剤に追加して用いられます．夕食後に1回1～1.5 mg 1日1回で開始し，腎機能をモニタリングしながら非高齢者には3 mg/日まで，高齢者には1.5 mg/日までを目安に使用します．

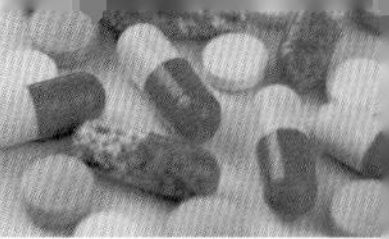

5．補助治療薬の使い方

1）ステロイド

副腎皮質ステロイドは早期から疾患活動性抑制や身体機能改善効果を得られますが，長期投与で重症感染症，骨粗鬆症，死亡リスクの上昇などの副反応が生じます．そのため**早期リウマチで十分なcsDMARDs治療を行ったうえで必要最少量（プレドニゾロン5～10 mg/日程度）を投与し，可能な限り短期間（数カ月以内）で漸減中止することが原則**です．朝1回投与もしくは朝昼投与ですが，早朝や夜間の疼痛を緩和するために不眠に留意しながら朝夕に分割することもあります．副腎不全リスクを軽減するため隔日投与される場合もあります．単関節が原因でQOLを損なっている場合はステロイド関節注射も有用です．

2）NSAIDs

セレコキシブやロキソプロフェンなどNSAIDsも疼痛緩和目的によく用いられています．疼痛が軽快すれば漸減中止して必要最少量で用いるよう努めます．セレコキシブ1回200 mg 1日2回（朝夕食後）を抗リウマチ治療に併用して，効果があれば頓用に切り替えて可能な限り中止をめざします．胃粘膜障害がある場合はプロトンポンプ阻害薬を併用します．

3）デノスマブ

疾患活動性が低下しても骨びらんの進行がある症例には，抗RANKL抗体であるデノスマブを使用することがあります．デノスマブは疾患活動性の抑制効果はありませんが骨粗鬆症治療薬でもあり骨破壊抑制効果をもちます．プラリア®皮下注60 mgシリンジを3カ月おきに皮下注射します．関節リウマチの活動性が低下すれば6カ月おきに延長します．低カルシウム血症予防のため血清カルシウムを確認しながらデノタス®チュアブル配合錠1回2錠1日1回（朝食後）を併用します．

6．フェーズⅡの治療～生物学的製剤とJAK阻害薬を知る

MTXやcsDMARDsで6カ月経過しても治療目標を達成しない場合，フェーズⅡの治療に移行し，**生物学的製剤またはJAK阻害薬を追加**します．

1）生物学的製剤

長期安全性および医療経済的な観点から生物学的製剤が優先されます．生物学的製剤は注射薬であり，TNF阻害薬（インフリキシマブ，エタネルセプト，アダリムマブ，セルトリズマブペゴル，ゴリムマブ，オゾラリズマブ），IL-6阻害薬（トシリズマブ，サリルマブ），T細胞選択的共刺激調節薬（アバタセプト）の3種類があります．MTX併用例ではどの薬剤も推奨されますが効果と安全性のバランスに長けるTNF阻害薬が選択されることが多く，MTXが使えない症例では非TNF阻害薬が推奨されています．いずれも感染症や皮疹などに留意する必要があり，TNF阻害薬では特に結核に注意が必要です．IL-6阻害薬ではCRP産生が強力に抑制されるため投与中はCRP値が参考にならないことも重要です．一部後続品も上市され同一ではないですが同等の効果・安全性があります．

例えばアダリムマブであれば，**ヒュミラ®40 mgを2週間に1回，皮下注射します**．自己注射も可能でシリンジ製剤よりもペン製剤が簡便です．エタネルセプトの場合は，**エンブレル®25 mgを週2回，皮下注射します**．寛解または低疾患活動性を達成すれば週1回投与にすることも可能です．

2）JAK阻害薬

JAK阻害薬は細胞内のシグナルを抑制して種々のサイトカイン産生を抑制する強力な経口薬です．現在トファシチニブ，バリシチニブ，ペフィシチニブ，ウパダシチニブ，フィルゴチニブの5製剤があり代謝経路を考慮して使い分けられています．ただし心血管イベントや悪性腫瘍が懸念され[8]，さらに本邦では帯状疱疹のリスクを上昇させており[9]，十分なリスク評価を行ってから投与します．虚血性心疾患や血栓症，悪性腫瘍がないことを確認してから，例えば腎機能に問題がなければ**バリシチニブ（オルミエント®）1回4 mg 1日1回（朝食後）で投与し**，問題なければ継続します．

7．フェーズⅢの治療

生物学的製剤やJAK阻害薬を追加して6カ月経過しても治療目標を達成できないと，フェーズⅢの治療に移行します．専門医による治療が行われる段階で，生物学的製剤やJAK阻害薬を変更します．TNF阻害薬が無効な場合は，非TNF阻害薬やJAK阻害薬への変更を行います．

8．おわりに

最新の関節リウマチ薬物治療について解説しました．多くの患者さんはフェーズⅠの治療が奏効します．**中心的薬剤であるMTXを正しく扱えるかが治療のキーポイント**です．数多くの関節リウマチ患者さんが迅速かつ適切な治療を受けて生活の質を向上できることを期待します．

引用文献

1）「関節リウマチ診療ガイドライン2020」（日本リウマチ学会/編），診断と治療社，2021
2）Weinblatt ME & Fraser P：Elevated mean corpuscular volume as a predictor of hematologic toxicity due to methotrexate therapy. Arthritis Rheum, 32：1592-1596, 1989（PMID：2597212）
3）「関節リウマチ関連リンパ増殖性疾患の診断と管理の手引き」〔3学会合同RA関連LPDワーキンググループ（日本リウマチ学会，日本血液学会，日本病理学会）/編〕，羊土社，2022
4）「関節リウマチ治療におけるメトトレキサート（MTX）診療ガイドライン2016年改訂版」（日本リウマチ学会MTX診療ガイドライン策定小委員会/編），羊土社，2016
5）Ichikawa Y, et al：Therapeutic effects of the combination of methotrexate and bucillamine in early rheumatoid arthritis：a multicenter, double-blind, randomized controlled study. Mod Rheumatol, 15：323-328, 2005（PMID：17029087）
6）Nunokawa T, et al：Prophylactic effect of sulfasalazine against Pneumocystis pneumonia in patients with rheumatoid arthritis：A nested case-control study. Semin Arthritis Rheum, 48：573-578, 2019（PMID：30057321）
7）Inoue A, et al：The Effectiveness and Retention Rate of Iguratimod in Japanese Rheumatoid Arthritis Patients with/without Methotrexate in Daily Medical Care. Life（Basel），10：doi:10.3390/life10110261, 2020（PMID：33138014）
8）Ytterberg SR, et al：Cardiovascular and Cancer Risk with Tofacitinib in Rheumatoid Arthritis. N Engl J Med, 386：316-326, 2022（PMID：35081280）
9）Winthrop KL, et al：Herpes zoster and tofacitinib therapy in patients with rheumatoid arthritis. Arthritis Rheumatol, 66：2675-2684, 2014（PMID：24943354）

【著者プロフィール】
妹尾高宏（Takahiro Seno）
京都府立医科大学大学院医学研究科 免疫内科学

おすれば
いいんだあああ
リエゾン精神科医が教えます！
しくじりから学ぶ
精神科薬の使い方 PART 2
ひえええ…
精神科医でなくても知っておきたい，
入院患者への精神科の薬の使い方について具体的に解説していきます．
井上真一郎

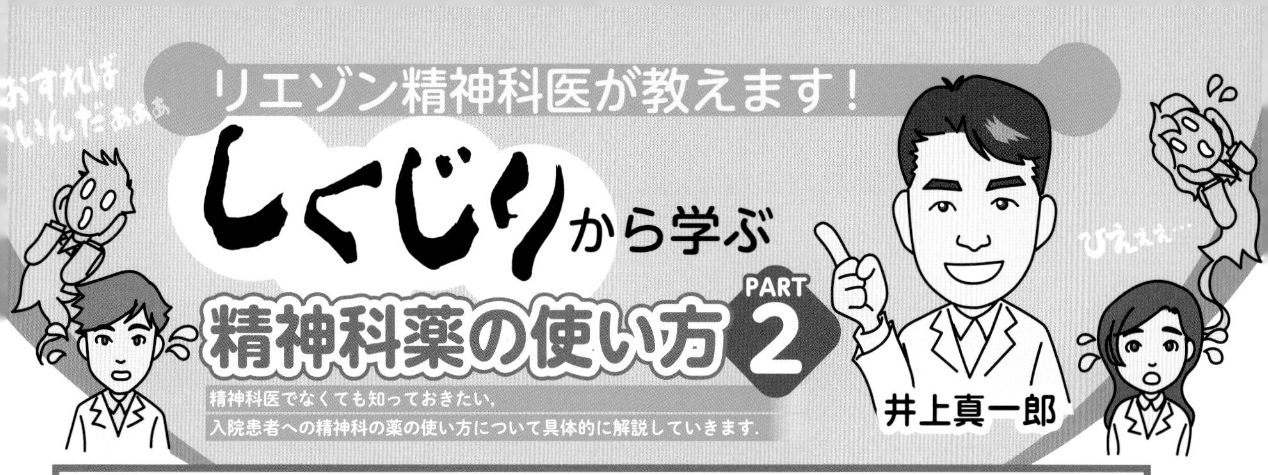

Case5 ステロイドによる精神症状

ステロイドによる難治性の不眠や躁状態

井上 この連載も，残すところあと2回となりました．今回はステロイドがテーマです．先生はすでにいろいろな診療科をローテートしたと思いますが，これまでステロイドを処方する機会はありましたか？

研修医 実をいうと，今回のテーマはどんぴしゃなんです．つい先日，若い患者さんで，ネフローゼ症候群と診断してステロイドによる治療を行いました．ステロイド開始直後から不眠を認め，複数の睡眠薬を出したのですが効果がなく，徐々にイライラした様子になって…．そんなとき，血糖値が上がってしまい，不眠に効果のあったクエチアピンを中止せねばならず，対応にかなり困りました．

井上 それは大変でしたね．精神科には紹介しなかったのですか？

研修医 すぐにでもコンサルトしたかったのですが，本人が精神科受診を拒否したので，紹介できなかったんです…．

井上 そういうことでしたか．せん妄のような意識障害であればともかく，確かに一般的にはご本人の同意がないと診察はできません．ただし，カルテなどから情報を得て，主治医の先生や看護師さんにアドバイスさせていただくことはできますよ．

研修医 そうなんですか？ すごく助かります！

井上 精神科受診に抵抗がある患者さんもおられますが，その場合でもぜひご相談ください．では，せっかくなので，今回は先生が経験した症例を提示してもらえますか？

CASE 26歳の男性．全身の浮腫を認めたため，近医を受診．ネフローゼ症候群と診断され，治療目的で一般病院に入院となった．入院後，プレドニゾロン（プレドニン®）1回30 mg 1日2回を開始したところ不眠が顕著となり，ブロチゾラム（レンドルミン®）を投与．以後も眠れないとの訴えが続き，ゾルピデム（マイスリー®）を併用するも効果はみられなかった．夜間に転倒したため，クエチアピン（セロクエル®）単剤に変更したところ，徐々に眠れるようになった．1週間ほどして，診察時に話が長くなったり話題があちこちそれたりするようになり，また1日中部屋に不在がちとなった．その後，不機嫌な様子がみられるようになり，同室者とのトラブル（突然カーテンを開け，隣の患者さんを怒鳴りつけるなど）を認めた．定期採血にて血糖値の上昇を認め，原因薬剤の１つと考えられたクエチアピンを中止したところ，不眠や情動面の不安定さがさらに顕著となった．

ステロイドによる不眠に対する薬物療法

井上　ステロイドは，膠原病や血液疾患，腎疾患，呼吸器疾患など，あげればキリがないくらい幅広い疾患に対して使われます．最近では，COVID-19でも使ったりしますよね．ステロイドの高い有効性は言うまでもありませんが，一方で多くの副作用が知られており，なかでも精神症状をきたしやすいので注意が必要です．

研修医　「ステロイド精神病」と呼ばれるくらいですよね．

井上　最近は，「ステロイド誘発性精神障害」という人もいるようです．このステロイド精神病とは，ステロイドによって誘発される，あらゆる精神症状を含む病態のことをいいます．

研修医　ステロイド精神病の特徴を教えてください．

井上　まず覚えておきたいのは，用量依存性ということです．つまり，**ステロイドの投与量が高用量になればなるほど，精神症状がみられやすくなります．**

研修医　そうなんですね．どのくらいの量になると注意が必要でしょうか？

井上　古いデータではありますが，プレドニゾロン換算で40 mg/日以下は発症率1.3％，40〜80 mg/日は4.6％で，80 mg/日以上になると18.4％とされています[1)]．ただ，私の経験では，不眠なども含めてもっと頻度が高いように感じています．

研修医　なるほど．いずれにしても**1日の投与量が40 mg以上になると精神症状の発症リスクが高くなる**ようなので，注意深くモニタリングすることが重要ですね．具体的には，どのような症状がみられるのでしょうか？

井上　不眠のほか，躁状態やうつ状態などの気分障害，幻覚・妄想などの精神病症状，そして特に高齢者ではせん妄がよくみられます．なかでも，この症例のように，不眠と躁状態はきわめて頻度の高い症状です．

研修医　私が経験した症例は，実は典型的だったのですね．やっぱり，患者さんから学ぶことは多いと感じます．ところで，ステロイドによる精神症状は，ステロイドを開始してからすぐに出るものなのでしょうか？

井上　一般的には，数日〜2週間以内が多いとされています．ただし，不眠などは投与開始当日からみられることもあるので，十分注意が必要です．そのほか，気分障害については，投与早期には躁状態が，長期投与後にはうつ状態がみられやすいことがわかっています．

研修医　なるほど．発症時期も目安になりそうですね．

井上　今回の症例では，ステロイドによって不眠を認めたわけですが，私の経験上，ステロイドの不眠に対して睡眠薬はなかなか効きません．

研修医　この症例でも，ブロチゾラムは全然効きませんでした．

井上　**ステロイドの不眠に対して，ブロチゾラムのようなベンゾジアゼピン受容体作動薬や新しい睡眠薬であるオレキシン受容体拮抗薬では，十分な効果が得られないように思います．**ステロイドは不眠だけでなく，多彩な精神症状を引き起こすくらいの薬なので，一般的な睡眠薬では太刀打ちできないのだと理解しています．**私のオススメは，抗精神病薬です．**

研修医　なるほど，最初から抗精神病薬を使えばよかったのですね…．この症例では，ブロチゾラムとゾルピデムを投与したことで，残念ながら転倒につながってしまいました．間違いなく，しくじりポイントですよね…．

井上　若い患者さんで，せん妄のリスクが少ないとはいえ，ベンゾジアゼピン受容体作動薬を重ねたのはよくなかったかもしれませんね．

研修医　その後，抗精神病薬のクエチアピンに変更してからは眠れるようになったのですが，この選択はどうでしょうか？

井上　クエチアピンは鎮静作用が強く，しかも半減期が短いため眠気の持ち越しを避けることができますよね．もちろん悪くはないのですが，血糖値に関してやや問題があります．

研修医　クエチアピンは，糖尿病の患者さんに禁忌でしたよね．もちろん，この患者さんに糖尿病がないことは，あらかじめ確認しておきました！

井上　…いえ，実はそこではありません．糖尿病の既往がない場合でも，ステロイドを投与されている患者さんは，ステロイドの副作用で血糖値が上がりやすくなりますよね．**クエチアピンを使って，この症例のようにもし血糖値が上がった場合，それがステロイドの影響かクエチアピンによるものかの判断が難しくなるんです．**

研修医　それは盲点でした…．では，何を使えばよかったのでしょうか？

井上　抗精神病薬のなかでも，クエチアピンと同じく鎮静作用の強いクロルプロマジン（コントミン®）がよいと思います．25 mg/日くらいからスタートして，12.5～25 mg/日ずつ増やしていくようなイメージです．

研修医　クロルプロマジンは，吃逆（しゃっくり）の患者さんに使ったことがあります．精神科医でなくても，比較的馴染みのある薬ですよね．

井上　精神科医は，より鎮静作用の強いレボメプロマジン（ヒルナミン®）もよく使うのですが，レボメプロマジンは過鎮静を引き起こすことが多いため，クロルプロマジンのほうが調整しやすいと思います．

研修医　ステロイド投与中の患者さんに不眠をみとめた場合，今後はクロルプロマジンを使うようにします．

躁状態の評価ポイントは「行動観察」

研修医　この症例では話が長かったり，話題が脱線したりといった様子がみられたのですが，これは躁状態と考えてよかったのでしょうか？

井上　それぞれ，多弁，観念奔逸，といった典型的な躁症状です．**ステロイド精神病では気分障害を認めることがあり，うつ状態よりも躁状態がみられやすい**のが大きな特徴です．

研修医　この患者さん，明るい好青年だったのに，イライラしている自分に全然気がついていないようでした．躁状態になっても，自分ではわからないものでしょうか？

井上　そうですね．自覚のないことがほとんどだと思います．

研修医　なるほど！ 納得しました．

表1 躁状態の特徴

感情	気分	爽快，上機嫌，よろこび，易刺激
	身体感情	好調，健康感，疲れない
	自我感情	高揚，楽観的，自己評価過大，自信過剰
思考	形式	観念奔逸（その場の思いつきなどに左右され，思考全体のまとまりがなくなる）
	内容	誇大的
意欲・行為	個人	亢進，多弁・多動，行為心迫（じっとできず，次々と手当たりしだいに行為を行う），精神運動興奮
	社会	やりすぎ，脱線，濫費（身分不相応に高価な物品を買い集めたり，気前よく他人に買い与える），外出・訪問（絶えず外出したり，ふだんは連絡をとらない知人を訪ねたりする），暴力
身体症状		不眠，食欲亢進，性欲亢進

文献2より作成．

井上　だからこそ，医療者がいち早く気づいてあげるべきですよね．特に，高用量のステロイドを投与している患者さんでは，その精神症状を注意深くモニタリングしましょう．

研修医　躁状態に気づくために，観察すべきポイントを教えてください．

井上　では，躁状態の特徴について，**表1**にまとめてみます．

研修医　なるほど．こうして見ると，いろいろな特徴があるのですね．

井上　この症例のように，「いつ行っても部屋にいない」なども，実は躁状態あるあるです．「行為心迫」といって，じっとしていられなくなるのです．

研修医　行動観察もポイントになるのですね．

井上　その通りです．少し余談になりますが，初診でうつ病の患者さんを見たとき，それが単一の「うつ病」か，それとも「躁うつ病（双極性障害）のうつ病相」なのかは，精神科医でもわからないことがあります．

研修医　うつ症状だから，同じハズですよね．そもそも，区別する必要があるのでしょうか？

井上　大いにあります．簡潔にいうと，**うつ病であれば抗うつ薬は効きますが，躁うつ病のうつ病相に対する抗うつ薬は効果が乏しく，気分安定薬などを用いる必要があります**．

研修医　治療薬が違うとは，全然知りませんでした．では，どのように区別するんですか？「これまで，気分がすごくよかった時期がありましたか？」のように聞けばよいのでしょうか？

井上　その質問だと，過去の躁状態を把握するのは難しいかもしれません．もし気分がとてもよかった時期があったとしても，特に困らなかったとしたら，振り返っても気がつきにくいですよね．

研修医　確かにそうかもしれませんね．先生は，どのように尋ねているのですか？

井上　**躁状態の把握は，やはり行動観察がポイントです**．患者さんは，行動面の変化には気がつきやすいように思います．そこで私は，「これまで，気持ちが大きくなって，あちこち旅行をしたりしたことがありましたか？」「普段ならしないような高い買いものをしたり，睡眠時間を削ってでも何かをし続けたりした時期がありましたか？」など，**具体例をあげながら尋ねる**ようにしています．

研修医　とてもわかりやすいです．それらがあると，躁うつ病の可能性が高いということですね．

井上　その通りです．

♪
♪
最近，元気がなくて…
実は，過去に転職をくり返したり，
やたらと高額なものを買ったりと，
テンションの高い時期があった

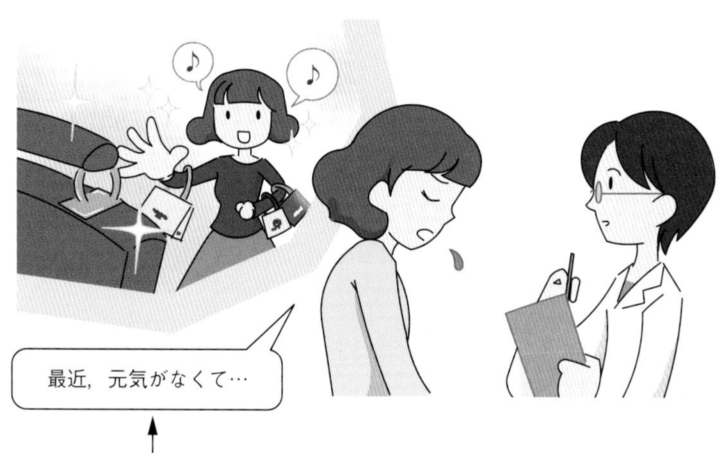

ステロイド投与中にみられる躁状態に対する薬物療法

井上　では，主治医として患者さんの躁状態に気づいた場合，どのように対応すればよいでしょうか？

研修医　やっぱり，原因となっているステロイドの減量・中止でしょうか．

井上　それが先決ですね．ただし，ステロイドは原疾患の治療で用いられていることがほとんどで，精神症状が出たからという理由だけで，簡単にやめることはできないかもしれません．

研修医　やめると，原疾患が悪くなってしまうかもしれませんよね…．

井上　その通りです．そこで，現実的にはステロイドによる治療を続けながら，精神科薬の投与を行います．

研修医　先ほどの説明で，ステロイドによる不眠には抗精神病薬，それもクロルプロマジンが選択肢の1つと教えていただきました．躁状態については，どのような薬を使うのでしょうか？

井上　躁状態では，気分安定薬の炭酸リチウム（リーマス®）やバルプロ酸（デパケン®）がよく用いられます．ただし，炭酸リチウムは腎排泄のため，腎障害のある患者への投与は禁忌になっています．十分注意しておきましょう．

研修医　気をつけます．そのほか，ステロイドによるうつ状態や精神病症状，せん妄に対する薬物療法についても教えてください．

井上　わかりました．では，図にまとめておきます．

研修医　なるほど．**対応の原則はステロイドの減量・中止で，それが難しい場合は対症療法を目的とした薬物治療を行う**のですね．

井上　その通りです．ただし，例えば全身性エリテマトーデス（systemic lupus erythematosus：SLE）の患者さんでステロイド治療中に精神症状をきたした場合，特に注意が必要です．

研修医　どういうことでしょうか？

井上　詳しくは成書で勉強してほしいのですが，その場合はステロイド精神病だけでなく，NPSLE（neuropsychiatric SLE）といって，SLEそのものによる精神症状の可能性があるのです．

① まず，ステロイドの減量・中止が可能かどうかを検討し，可能であれば離脱症状に注意しながら減量・中止を行う

② 原疾患の治療のためステロイドの減量・中止が困難な場合，もしくは減量・中止に日数がかかる場合などでは，並行して以下の通り薬物療法を行う
a. 不眠：抗精神病薬（クロルプロマジンなど）
b. 躁状態：炭酸リチウムやバルプロ酸，抗精神病薬
c. うつ状態：SSRI や SNRI，炭酸リチウムなど
d. 精神病症状（幻覚・妄想）：抗精神病薬（リスペリドンなど）
e. せん妄：抗精神病薬（リスペリドンなど）

図 ステロイド精神病に対する治療の流れ
SSRI：selective serotonin reuptake inhibitor（選択的セロトニン再取り込み阻害薬）
SNRI：serotonin noradrenaline reuptake inhibitor（セロトニン・ノルアドレナリン再取り込み阻害薬）

表2 精神症状とその原因薬剤

精神症状	原因となりうる代表的な薬剤
不眠	ステロイド，降圧薬，抗Parkinson病薬，気管支拡張薬，抗認知症薬，抗うつ薬，インターフェロン
せん妄	ステロイド，オピオイド，ベンゾジアゼピン受容体作動薬，抗コリン薬，抗ヒスタミン薬，抗うつ薬，抗てんかん薬，頻尿治療薬，インターフェロン
うつ症状	ステロイド，インターフェロン，降圧薬，経口避妊薬，抗てんかん薬（ペランパネル，ゾニサミド，トピラマート）
躁症状	ステロイド，インターフェロン，抗うつ薬
幻覚・妄想	ステロイド，抗Parkinson病薬，インターフェロン，抗てんかん薬（フェニトイン，ゾニサミド）
不機嫌，焦燥，攻撃性	ステロイド，インターフェロン，抗てんかん薬（レベチラセタム，ペランパネル），抗認知症薬，抗うつ薬
脱抑制	ベンゾジアゼピン受容体作動薬
アカシジア（静坐不能）	抗精神病薬（スルピリドを含む），抗うつ薬，消化器系薬

研修医　確かに，そうですね．鑑別のポイントはどこでしょうか？

井上　NPSLEの場合，頭部MRIやSPECTで病変を認めることもありますが，決して特異的ではありません．そこで実際には，**SLEの増悪やステロイドの増減に一致して精神症状がどのように変化するかをモニタリングする**ことが必要です．

研修医　なるほど．例えばステロイドの減量で精神症状が改善すればステロイド精神病，悪化すればNPSLEの可能性があるということですね．

井上　その通りです．
では最後に，薬剤性の精神症状についてまとめておきます（**表2**）．

研修医　これ，とてもわかりやすいです．薬ごとに副作用を整理しているのはよく見かけますが，この表のように，精神症状ごとに分類しているほうがより実践的ですね．こうして眺めると，いかにステロイドが多彩な精神症状を引き起こす薬であるかが，とてもよくわかります．

井上　本当にそうですね．これからもステロイドを処方する機会や，ステロイドが投与されている患

者さんに遭遇することは多いでしょうから，十分肝に銘じておいてください．

いよいよ，次回は最終回です．最終回は，妊婦さんに処方する精神科薬について考えてみましょう．

研修医　有終の美を飾れるよう，頑張ります！

引用文献

1）The Boston Collaborative Drug Surveillance Program：Acute adverse reactions to prednisone in relation to dosage. Clin Pharmacol Ther, 13：694-698, 1972（PMID：5053810）

2）「現代臨床精神医学 第12版」（大熊輝雄/原著），p379，金原出版，2013

Column

リエゾン精神科医の魅力とは？ ～その精神症状は身体疾患に伴うものかも！？～

大学病院で研修中のある日，「急速に進行する認知症」として高齢患者さんが紹介されてきました．採血検査や画像検査などで異常は認められません．自分の名前もわからない，と患者さんは言います．何が原因なのか，どう対応したらよいか，途方に暮れました．指導医の先生に相談すると，脳波上，局所に徐波が連続しており非けいれん性てんかん重積と考えられる，とのことでした．実際，抗てんかん薬治療を行うことで，症状は徐々に，やがて，完全に消失し，認知機能は回復しました．

恥ずかしながら当時の私は，てんかん＝痙攣?? といった誤った知識しか持ち合わせていませんでした．この症例を契機に，てんかんを学ぶ必要性を痛感し，静岡てんかん・神経医療センターで1年間てんかん研修を受けました．経験を積むことで，てんかんによって引き起こされる症状を理解し，いわゆる精神疾患による症状と鑑別できるようになりました．

てんかんだけでなく，頭蓋内疾患，内分泌代謝疾患，自己免疫疾患など，実にさまざまな身体疾患によって，精神症状は引き起こされます．こうした身体疾患に伴って引き起こされる精神症状が顕著な場合，リエゾン精神科医としてコンサルテーションの依頼を受けることになります．主治医に原疾患についての教えをいただきながら，また，ときには稀な疾患について論文を調べながら，リエゾン精神科医は精神症状に対応します．その過程で，身体疾患に関連した精神症状の知識と経験を深めることができます．

精神科医に身体疾患の治療が求められるわけではありません．しかし，精神症状の正しい診断のために，身体疾患を除外しなくてはいけません．身体疾患に伴って精神症状が生じるケースについて経験を積むことは精神科名医への第一歩であると思います．この経験を積むことができることはリエゾン精神科医の大きな魅力の1つです．

〔中神由香子（京都大学）〕

＊このショートコラムでは，リエゾン精神科医の魅力について，日本総合病院精神医学会・若手委員会のメンバーが，リレー方式でバトンをつないで執筆していきます．次回もお楽しみに！

井上真一郎（Shinichiro Inoue）
岡山大学病院 精神科神経科
私の専門領域は，リエゾン精神医学，サイコオンコロジー（精神腫瘍学），および産業精神医学です．「せん妄」に軸足を置いて活動しており，現在日本総合病院精神医学会で若手委員会の委員長を務めています．今後の本連載にぜひご期待ください！

こんなにも面白い医学の世界

へぇ
そうなんだー

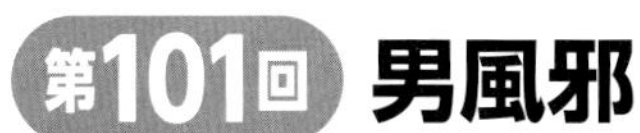

中尾篤典
（岡山大学医学部 救命救急・災害医学）

第101回 男風邪

冬になるとインフルエンザや風邪がはやり出します．このような患者さんを診ていますと，あくまで私の印象ですが，男性患者さんの方が大袈裟に症状を訴えるような気がします．実際に欧米では“Man Flu”と呼ばれ，男性が風邪などの軽い病気の症状をあたかも重いように訴えることを揶揄した言葉があります．男性は意外に痛みや病気に弱いという偏見に基づくものかと思っていましたが，実際に男性は女性に比べて病気に弱いことが研究でわかっています．

インフルエンザ感染症について香港（2004～2010年）やアメリカ合衆国（1997～2007年）で調べた結果によると，入院率や死亡率は，心臓疾患やがん，肺疾患，腎疾患などのほかの要素にかかわらず，女性よりも男性の方が高かったそうです[1]．

この研究結果は，男性に多くみられる嗜好の違い，例えば喫煙や飲酒などの影響があるでしょうし，突っ込みどころがあります．しかし，マウスを用いた動物実験でも，雄マウスはインフルエンザAの罹患率および死亡率が雌に比べ高いことが示されており，これにはX染色体が関係する可能性が示唆されています[2]．さらに細胞を使った実験でも，閉経前の女性の細胞は，男性や閉経後の女性に比べ，風邪の原因となるライノウイルスに対する免疫反応が強いことがわかっており[3]，女性ホルモンのエストロゲンが免疫反応を強化する一方，男性ホルモンのテストステロンは免疫力を弱めることが示唆されています． そして世界保健機関（WHO）は「インフルエンザへの感染やその結果について評価するためには，性別の違いを考慮すべき」と指摘しています．

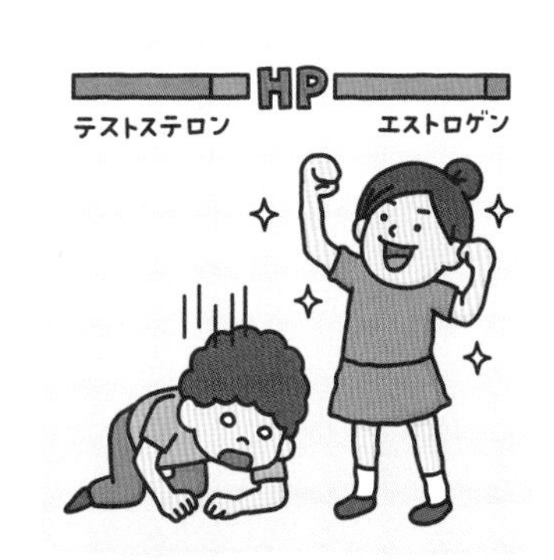

今のご時世，性差の話はさまざまな問題があるのかもしれませんが，あくまで生物学的な男女の差を客観的に分析した研究は，ホルモンバランスを考慮した性差による治療法の開発にもつながるかもしれず，無視することはできないのです．

文 献

1） Sue K：The science behind “man flu”. BMJ, 359：j5560, 2017（PMID：29229663）
2） Sabikunnahar B, et al：Sex differences in susceptibility to influenza A virus infection depend on host genotype. PLoS One, 17：e0273050, 2022（PMID：36112601）
3） Riedl D, et al：Man flu is not a thing - Gender-specific secondary analysis of a prospective randomized-controlled trial for acute rhinosinusitis. J Psychosom Res, 163：111047, 2022（PMID：36228432）

その モヤモヤ ちょっと考えてみませんか？

臨床倫理はじめて講座

柏木秀行
飯塚病院 連携医療・緩和ケア科

臨床での気づきは改善の第一歩.
研修中に直面する倫理的問題（モヤモヤ）への向き合いかたを一緒に考えてみましょう.

第7回 倫理的問題と医療者自身のケア

はじめに

倫理的問題について考える際，忘れてほしくない観点があります．それが今回のテーマである，**医療者自身のケア**です．倫理の話なのに，急にメンタルヘルスっぽい話が出てきて，違和感を感じた方もおられるかもしれません．でも，これらって密接にかかわっているのです．今日はそんなお話をしていきます．

ある日の医局

モヤモヤ研修医：「うーん，モヤモヤするなあ」

イケイケ研修医：「この光景にも慣れたけど，でも今日はいつも以上に深刻そうだね．また難しいケースを受け持っているの？」

モヤモヤ研修医：「まあ，難しいといえば難しいのだけど，倫理的問題についてやるべきことはわかっているんだよね．これまで学んできたみたいに，4分割表を活用して状況を整理して，多職種で検討していく状況なのは理解はしてるつもり」

イケイケ研修医：「だよね．それならさっさとやっちゃってさ，方針決定して行けばよいんじゃない？ 悩んでいてもしょうがないよ！ 行動大事！！！」

モヤモヤ研修医：「なんというか…言いにくいんだけど，面倒くさいなあって思ってしまったんだよね．そう思った途端，なんか自分が医師としてすごくダメな人間のように感じられてきてモヤモヤしていたんだよね」

イケイケ研修医：「なるほどなあ．だからいつもと違ったんだね．まあ，正直なところ，俺はいつも倫理的な問題って面倒くさいって感じているよ．みんなの前で言う勇気はないけど」

モヤモヤ研修医：「そうなの？ じゃあ自分だけじゃないんだ．そう思ったら，なんか少し気が楽になったよ．いつもありがとう」

特に何かアドバイスしたわけでもないのに，急に感謝されたイケイケ研修医は，きょとんとしながらも，同期の表情が少し明るくなったことに安心した．

倫理的問題は面倒くさい？

こんなことを話すと不謹慎に思われるかもしれませんが，緩和ケアの専門家として相談を受ける私も，正解のない倫理的な問題を考えるのはエネルギーを使います．面倒くさいと言ってしまうと，ちょっと誤解を生みそうなので言わないですが，「当直明けなどコンディションが悪いときは避けたい」と感じますし，「実務者として対応するなら，1日に1案件くらいにしておきたい」と正直に思います．でも，そんなふうに感じることって悪いことなのでしょうか？ 私自身はそうは思いません．むしろ，そんなふうに感じる**自分自身を素直に受け入れることは，本当に大切なこと**です．なぜなら，こういったことを封じ込めるとバーンアウトにつながりかねないからです．

倫理的問題とバーンアウト

実は，倫理的問題に直面する医療者はバーンアウトのリスクが高いことが知られています[1)]．具体例でみていきましょう．COVID-19流行下では，重症化した患者に対する人工呼吸器が枯渇した際に備え，どのような判断軸で優先度を考えるかといった議論がありました[2)]．これにはもちろん正解はなく，立場や価値観，自身の考える世の中のあり方によって判断は変わります．この詳細をここで述べることはしませんが，こういった重大な問題について考えることで強いストレスが生じることは想像に難くありません．まして，ガイドラインの整備といった立場ではなく，実際の臨床現場で目の前の個別の患者さんに対する判断をする必要性に直面した場合は非常に強いストレスがかかります[2)]．COVID-19のみにかかわらず，この連載で扱ってきた緩和的鎮静や維持透析，集中治療の中止および差し控えの議論は，常にこのようなストレスにさらされる可能性を秘めた分野であることは，倫理的問題にかかわる医療者は知っておくべきでしょう．

バーンアウトを防ぐために

■バーンアウトってどんな状態？

バーンアウトを防ぐには，きちんと倫理的問題に対するアプローチを学ぶことで十分なのでしょうか？ 筆者の見解としては，明確に「十分ではない」です．その理由は複数ありますが，

表 セルフケアの例

気分を紛らわせる
・コーヒーを飲む ・その場から離れる ・深呼吸，ストレッチをする
誰かと話す
・信頼できる人に話を聞いてもらう ・自分の感じたことを率直に話してみる
大切なアイテムを身近におく
・家族の写真 ・旅行のお土産 ・座右の銘　など

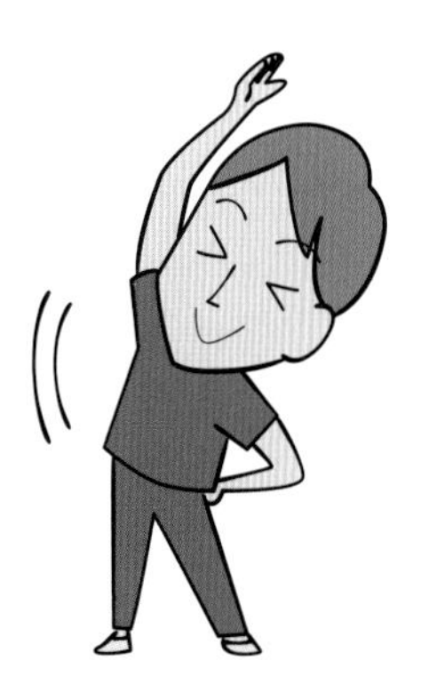

その1つに，「**臨床倫理の専門家のバーンアウトも懸念されている**」ということがあげられます[3]．倫理的な問題に気づき，大切に感じ，もやもやしながらも関係者とともに取り組むという姿勢は，非常に大切な強みです．一方，そういった強みがゆえに，冒頭のモヤモヤ研修医のように，困難さを感じるのも皮肉な事実に感じます．バーンアウトの症状の1つに，「脱人格化」というものがあります．“患者さんに対して無情で，非人間的な対応をする状態”と定義されます[4]．無情で非人間的な対応というと，自分はそんなことはしないと思うかもしれませんが，今回のように“面倒に感じてしまう”といった感情は，広く捉えた脱人格化の兆候かもしれません．

セルフケアに取り組もう

では，倫理的問題に直面する臨床現場にいるわれわれは，どのように対処すればよいのでしょうか？ 患者さんや家族はもちろん，関係者の葛藤に向き合いつつも，自分自身も大切にしたいですよね．ここはいろんな論点があるのですが，まずはセルフケアについて学び取り組んでみましょう．セルフケアというのは自分で自分をケアするというものですが，決して難しいものではありません．簡単にできそうなこと，そして簡単そうにみえて意識しないとできないことを表にまとめてみました．**倫理的問題と直面することに疲れたタイミングでは，意識してセルフケアに取り組んでみましょう**．そしてそれは，特別でお金のかかることをする必要はなく（してもよいのですが），日常的な工夫で取り組めるものであることを忘れないでください．ちなみに筆者は，倫理的問題だけでなく，職場での諸問題に対応することに難しさを感じて追い詰められたときは，歯磨きをすることが多いです．変な時間に私が歯磨きをしていたら，追い詰められてるのだなと察してください．

リンリー先生との振り返り

今回のモヤモヤについても，2人は心の拠りどころであるリンリー先生に相談した．リンリー先生からのアドバイスは以下のようなものであった．

リンリー先生：「倫理的問題に対応することは，私も負担に感じるときはありますよ．だから，疲れているときはあえてスルーするときはあります．それは見て見ぬ振りをするという意味ではなく，患者さんにも医療者にも大きな混乱なく対処できていそうなときに，あえて自分が積極的にかかわらずに距離を置くというイメージでしょうか．まあ私は管理者としての立場もあるので，あまりそうも言っていられないときはありますけどね．あとは皆さんとこうやって話すことも，私自身のケアにとって大切です．聞いてもらえることや，難しく感じるのが自分だけではないと感じることは，セルフケアに重要ですからね．そういった意味では，お２人が率直に悩みを話している光景は，本当によいペアだなと感じていますよ．倫理的問題に限らず，お互いに支えながらこれからの研修も頑張ってほしいと思います」

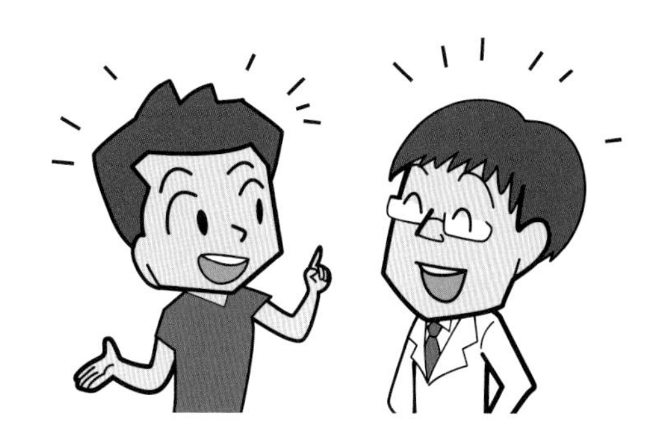

２人からするとなんでも知っているかのように錯覚するリンリー先生でも難しく感じていることは，大きな気づきだったようです．倫理的問題について考えることの負担から目を背けずに，信頼できる人と相談しながら取り組むことの大切さを感じた経験となりました．

おわりに

今回は倫理的問題に向き合ううえで大切にしてもらいたい，医療者自身のケアについてお話ししました．あなた自身，そしてあなたの周りの人を支えられる人になってください．

◆ 引用文献

1）Rainer J, et al：Ethical dilemmas in nursing：An integrative review. J Clin Nurs, 27：3446-3461, 2018（PMID：29791762）

2）Robert R, et al：Ethical dilemmas due to the Covid-19 pandemic. Ann Intensive Care, 10：84, 2020（PMID：32556826）

3）Firn J & O'Neil T：The Role of Self-Care in Clinical Ethics Consultation：Clinical Ethicists' Risk for Burnout, Potential Harms, and What Ethicists Can Do. J Clin Ethics, 31：48-59, 2020（PMID：32213691）

4）Kearney MK, et al：Self-care of physicians caring for patients at the end of life："Being connected... a key to my survival". JAMA, 301：1155-1164, E1, 2009（PMID：19293416）

Profile

柏木秀行（Hideyuki Kashiwagi）
飯塚病院 連携医療・緩和ケア科

緩和ケアの教育，部門運営を中心に活動してきました．2022年度は移行期ケアの仕組みづくりが１つのチャレンジです．倫理的問題は避けて通れないこれらの分野に，できるだけ汎用性の高いアプローチをライトに学べるコンテンツを作成中！ 個人的なキャリア相談もオンラインで受付中です！

イラスト/いまいかよ

研修医が知りたい

がん症状緩和＋α

～緩和照射で可能性をひろげる～

がん患者さんを悩ませるつらい症状を和らげる"＋α"の選択肢として，放射線療法による「緩和照射」を紹介．日常診療で出合うがん症状の見極め方から緩和照射の適応までわかりやすく解説します．

森崎貴博（産業医科大学病院放射線治療科）

第3回 血が止まらない ～患者さんにどう伝え，どう治療する？～

はじめに

前回までは第1回（2022年12月号）でご紹介した緩和照射の適応「痛がる，潰れる，血が出る」（表1）のうち，骨転移（痛がる）や脊髄圧迫（潰れる）に対する症状緩和や，より強力な武器として緩和照射をご紹介しました．今回は「血が出る」です．胃がんの出血例を通して腫瘍出血の対応とその際のtipsについてご紹介します．

症例提示

軽度の認知症のため要介護状態の80歳代女性が，近医より貧血精査のため紹介となった．Hb 6.8 mg/dLで黒色便があり，消化管精査のため上部消化管内視鏡検査を施行した．胃体部に腫瘤を認め，胃癌の診断となった（図）．精査の結果，多発肝転移・肺転移の状態で根治的治療の適応はなく，全身状態からも化学療法の適応はないと判断した．本人を含んだ面談で今後の見通しを伝えたところ，「夫と過ごした自宅でなるべく最後まで過ごしたい」と，話された．しかし，入院後も2，3日に1回は輸血を必要としており，このままでは退院が困難であった．

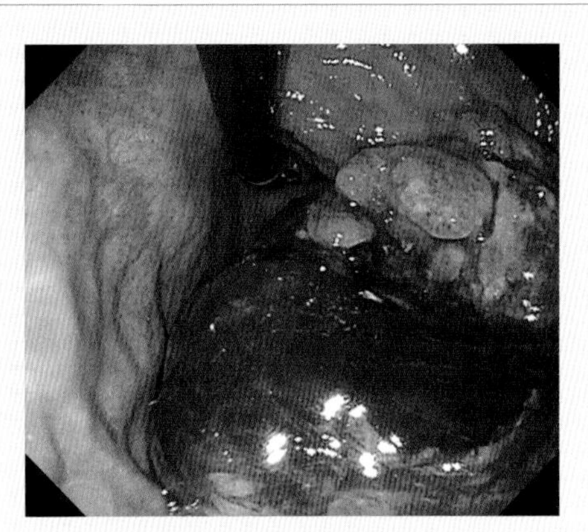

図 上部消化管内視鏡の所見
胃体部の腫瘤から出血している．

表1 緩和照射の適応の覚え方（痛がる，潰れる，血が出る）

痛がる	潰れる	血が出る
・骨転移 ・膵癌の神経浸潤 ・有痛性リンパ節転移 ・肝腫瘤	・脊髄圧迫 ・脳転移 ・気道閉塞 ・上大静脈症候群 ・食道狭窄	・腫瘍出血（消化管，婦人科など） ・皮膚病変（滲出液，におい） ・がんによる血尿

筆者の経験から覚えやすいように病態別に3つにまとめました．

進行がん患者の6～14％が重篤な出血をきたすとされています[1]．医学的な救急対応は現場や救急関連の書籍などで学ばれることと思いますので，ここでは患者・家族ケアについてのtipsをご紹介します．

見通しを伝える？ 伝えない？ どう伝える？ ! tips

この患者さんのように悪いことが予想される患者さんとのコミュニケーションは難しく感じる方が多いのではないでしょうか．患者さんご本人に出血により消耗したり，亡くなる可能性があることを伝えるかは非常に悩ましいです．本人の自律性を損なわないという点では，伝えるべきとも思いますが，伝えることは医療者にも患者さんにも心理的に大きな負担になります．伝えるか悩む際は「今後起こりうることについてお話をしてもいいでしょうか？」とか，「これからどうなるのだろうって不安に思われたりしていませんか？」などと今後の見通しについての本人・ご家族の考えを尋ねる方法もあります．しかし，そのうえでも実際には悩みながら決めている先生が多いと思います．

いざ，悪いニュースを伝えるとなった場合，SHAREプロトコル（表2）[2]に沿ってお話しをします．医療者にとっても負担感の強いことですが，こうしたスキルを用いることで，負担感を軽減できるでしょう．

参考文献[2]に具体的な対応が記されていますが，実際にすべてやろうとすると結構大変です．そこで今回は各項目別にすぐにできるtipsを紹介しますので，1つずつ試してみてください．医療におけるコミュニケーションは先天的なものではなく，トレーニングで鍛えられるスキルとされている[3]ので，少しずつスキルを習得していただけたらと思います．

S：支持的な場の設定

暗い部屋，寒い部屋では暗い気持ちになりがちです．**面談の場に早めに着いておいて部屋の明るさや温度を調整しておく**といった工夫は割と取り組みやすいと思います．ちょっとしたことですが，意外と自分の気持ちにも影響します．

H：悪い知らせの伝え方

「私自身，こういった話をするのは心苦しいのですが」など，**悪い話がはじまることや医療者の共感が伝わる表現を用いる**といいでしょう．慣れないと歯が浮く感じがしますが，上手な先生の言い回しを真似したり，参考文献[2]の例文を自分の言いやすい表現に変えて使ってみると

表2　SHAREの内訳[2]

Supportive environment	支持的な場の設定
How to deliver the bad news	悪い知らせの伝え方
Additional information	付加的な情報
Reassurance and Emotional support	安心感と情緒的サポート

自然にできるようになっていきます．私は慣れないうちは面談の前に鏡の前で練習したりしていました．緊張していると表情が固くなって，怖い印象をもたれたりします．表情の確認のために試すと，意外と怖い顔で話していることに気づくかもしれません．

A：付加的な情報

進行がんの患者さんは時折，「何が起こってもおかしくない状態です」といった説明を受けられていますが，**予想できることは伝えておいた方がいい**とされています[4]．内服薬の副作用を説明することや術前に合併症を話すのと同じで，今後起こりうる症状を説明することで予測が立てやすくなり，気持ちの準備ができます．

R・E：安心感と情緒的サポート

今回の症例であれば「血が出てしまったら本人が辛くないようにお手伝いします」といった表現で以後も**本人の苦痛をとれるように診療を継続することを伝えます**．当たり前かもしれませんが，**言葉にして伝えることが重要**とされています．

いざ出血してしまったら

血を拭く際には色が濃いタオルを使うとよいでしょう．白いタオルが赤く染まると出血している感じが伝わりやすく，患者さんやご家族が恐怖を感じやすいです．また，本人や家族の安心のために付き添う，血がついたタオルはすみやかに片付ける（できれば濃い色の袋に入れて）といった配慮をします．前もって濃い色のタオルと袋を準備するといいでしょう．

医師としては残された時間を安心して，その人らしく過ごせるために次に予想されることを考え，患者さんと一緒に準備していきたいですよね．最後にその手段としての緩和照射をご紹介します．

緩和照射で全身状態が悪くても止血できる

腫瘍出血をきたす進行がんでは全身状態が悪いことが多く，抗がん剤や手術による治療が難しいことが多いです．これまでの連載でもご紹介したようにそういった方でも緩和照射は施行でき，副作用も少ないです．

腫瘍出血に対する緩和照射の止血率は多くのがんで70～90％程度とされ，1～10回（1～10日間の治療となる）の照射で十分な効果が得られます．おおむね照射中～照射終了後2週間程度で効果がみられはじめ，1カ月程度で最大の効果になるとされています[5～7]．

自験例では乳癌の露出している腫瘍からの出血や匂いに困っている患者さんが気兼ねなく買いものに行けるようになったり，前立腺癌による尿路浸潤の患者さんでは肉眼的血尿による貧血を改善すると同時に，腫瘍と血尿による尿路閉塞に対する腎瘻を避けることができました（この方は「血が出る」に加えて，「詰まる」にも効果がありました）．

逆にうまくいかなかった経験は主に予後予測が外れてしまい，思ったより経過が早かった方や，逆に長かった方の止血効果が切れてしまい再出血した経験があります．緩和照射による止血効果はおおむね数カ月～半年程度は続くことが多いですが，ときに再出血する方がいます．再出血する可能性は上述のように今後起こりうることへの準備として話すことも検討します．一方で再出血した方は，照射で予後が改善したかもしれません．かといって，治療しなければよかったとも言い難く，緩和照射の難しいところともいえます．再出血した際はもう一度緩和照射を行うこともありますが，状況によっては難易度が高い場合もあり，担当される放射線治療医に相談してください．

症例のその後

緩和照射の適応に「血が出る」があったと記憶していた研修医がひょっとして放射線治療なら止血できるのでは？と考え，放射線治療医にコンサルトした．コンサルト翌々日から1週間（4Gyを5回照射）の治療が行われた．照射中に1度輸血を施行したのみで，以後，Hbは9 mg/dL台で安定していた．再度出血する可能性，その際は短期入院で輸血と緩和照射の対応も可能と伝えると，安心して自宅に帰られた．退院後は訪問診療を開始した．幸い，その後も出血はなく，退院3カ月後に永眠されるまで自宅でご家族と過ごされた．

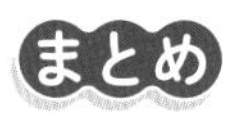

- 今後起こりうることに対する準備は患者さん・家族の安心につながる
- 悪い話を伝える際はSHAREプロトコルを用いる
- 腫瘍出血に対する緩和照射は70～90％で有効で，比較的短期間での治療が可能

私が初期研修医のときは薬の使い方，手技などの治療手段を磨くことに必死でした．しかし，コミュニケーションについて学ぶ機会は少なく，悪いニュースを患者さんに伝えるかどうか，どう伝えるかに悩み患者さんも自分も困ってしまうことがありました．どう説明したらわかりやすいか，安心して過ごせるかという視点も大切と思います．引き続き緩和照射の使いドコロに加えて，ちょっとした説明・ケアのコツもお伝えできたらと思います．

◆ 引用文献

1）Harris DG & Noble SI：Management of terminal hemorrhage in patients with advanced cancer：a systematic literature review. J Pain Symptom Manage, 38：913-927, 2009（PMID：19833478）

2）白井由紀，他：コミュニケーション・スキル・トレーニング（CST）プロジェクト．緩和医療学，10：263-270，2008

3）Curtis JR, et al：Effect of communication skills training for residents and nurse practitioners on quality of communication with patients with serious illness：a randomized trial. JAMA, 310：2271-2281, 2013（PMID：24302090）

4）Mori M, et al：Communication about the impending death of patients with cancer to the family：a nationwide survey. BMJ Support Palliat Care, 8：221-228, 2018（PMID：29363549）

5）Ogita M, et al：Palliative radiotherapy for gross hematuria in patients with advanced cancer. Sci Rep, 11：9533, 2021（PMID：33953242）

6）Nakamura N, et al：Palliative radiotherapy for breast cancer patients with skin invasion：a multi-institutional prospective observational study. Jpn J Clin Oncol, 48：555-558, 2018（PMID：29684149）

7）Saito T, et al：Treatment response after palliative radiotherapy for bleeding gastric cancer：a multicenter prospective observational study（JROSG 17-3）. Gastric Cancer, 25：411-421, 2022（PMID：34580795）

◆ 参考文献・もっと勉強したい方へ

1）「G ノート増刊 Vol.5 No.6 終末期を考える 今，わかっていること＆医師ができること」（岡村知直，他/編），羊土社，2018
↑がん以外の慢性疾患や救急外来での急死，治療をやめるとき，看取りの対応など，日常臨床で悩むことが多い場面でのtipsが満載の一冊です．飯塚病院での研修のきっかけとなった本であり，多くの方に読んでいただきたいと思います．

Profile

森崎貴博（Takahiro Morisaki）
産業医科大学病院 放射線治療科 助教
放射線治療の研修に加えて，飯塚病院で緩和ケアの研修をして参りました．ときに劇的に症状を改善し，患者さんの生活を守ることができる放射線治療を武器に「がんになっても自分らしく過ごす」ことのお手伝いをしています．当科ではがん治療と緩和ケアを学ぶ仲間を募集しています．

心窩部痛のMyth Part3
～忘れてはいけない心窩部痛編～

福井大学医学部附属病院総合診療部　林　寛之

biliary colicは本当にcolic（疝痛）なのか？ NOT！

心窩部をじっと眺めて解剖学的に考えても思い浮かばない重要な疾患は，心筋梗塞と虫垂炎ということが前回・前々回のSBRでわかったことだろう．やはり消化性潰瘍や膵炎，総胆管結石などわかりやすいものが多いが，ほかにも誤診しやすい疾患があるんだ．病態生理をしっかり理解しないと，この辺りは診断できないよ．消化器専門の医者でも混乱して覚えている（かもしれない）大事な“biliary colic（胆石疝痛）”ならぬ“biliary pain”の病態生理をしっかり認識しておこう．

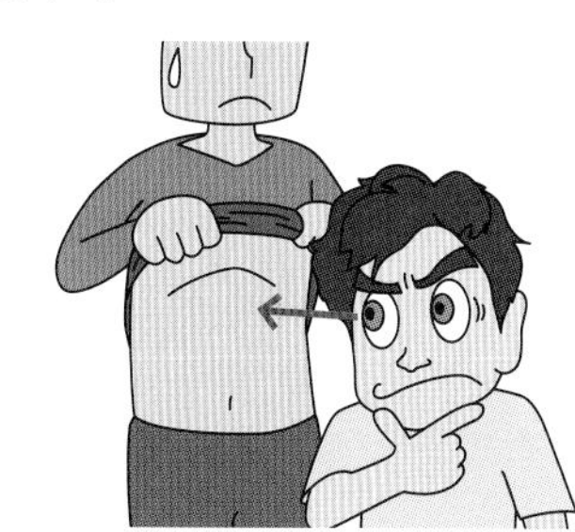

患者D　42歳　女性　　胆石発作

夜9時ごろ発症した突然の心窩部痛を主訴に，患者Dが夜10時に来院した．患者Dは冷や汗を出して，もんどりうって痛がっていた．痛みは持続痛で波はなく，嘔気もあるという．研修医Nが診察したところ，心窩部に圧痛を認めるものの，腹膜刺激症状は認めなかった．右季肋部痛なく，Murphy徴候も認めなかった．とりあえずすぐに心電図をとり，異常がないことを確かめた後，心電図のフォローアップをオーダーした．とりあえず行った血液検査は異常を認めなかった．原因不明でかなり痛がったので，大動脈解離なども考慮して，とりあえず造影CTを撮影したが，血管系の異常を指摘できなかった．とりあえず超音波検査もしたが，大きな異常を指摘できなかった．

研修医N「とりあえずいろいろ検査したんですが，異常は認めず，とりあえず胃痙攣ってことでいいですか？」

上級医H「とりあえずばかりじゃないか．病態生理もしっかり考えて鑑別を進めないと，むやみやたらに検査ばかりしても全然役に立たないよ」

上級医Hが診察したところ，見事に胆石発作と診断し，NSAIDs投与でみるみる患者Dはよくなっていった．

研修医N

「いや，胆石疝痛らしい痛みじゃなかったですし，超音波で胆石もなかったですし，脂っこいものも食べていないって言ってましたし，一体全体どうしてこれが胆石発作なんですか？ わけわかんないです！

胆石発作は“biliary colic”じゃない真実を知るべし！

胆石発作は，実はbiliary colicではなく「持続性心窩部鈍痛」が正しい．悲しいくらい教科書やマニュアルが間違っており，正しく診断できている医者は少ないと考えられる．私の調べたところによると，初期研修医22人に聞いても正答率は0だった．2022年救急医学会中部地方会で私の教育講演で同様の質問をしても100人以上いた聴衆者のなかで正しい答えを選んだ人はたった6人だけ，それもほとんどが私がすでに教えた若先生たちであった…トホホ．

1）胆石発作の病態生理「Dr. 林の虫垂炎と胆石・胆嚢炎のお友達理論」

これはみんなが知っている“痛みが移動する虫垂炎”と対比して考えると，そんなに難しくないんだ．

① 虫垂炎の病態生理（図1）

❶ 虫垂炎初期が心窩部〜臍周囲痛（鈍痛）なわけ

虫垂炎初期は，虫垂が糞石などで閉塞され**虫垂内腔圧が上昇**すると，痛みの局在がわかりにくい**内臓痛**を呈する（図1左）ため，虫垂支配領域である上腸間膜動脈神経節に痛みの信号が送られて**持続性臍周囲鈍痛**が出現する．平滑筋の蠕動の影響を受けるとcolickyな（キリキリした波のある）疝痛になるが，虫垂にも平滑筋はあるものの，内腔圧が上昇しすぎて虫垂の蠕動がなくなるのが虫垂炎の特徴であり，持続性の鈍痛になるんだ．上腸間膜動脈神経節と腹腔動脈神経節はお互いに枝でつながっているため，虫垂から強い痛み刺激が入ると，腹腔動脈神経節まで刺激されて，**持続性心窩部鈍痛**を呈する．虫垂炎の超音波検査でも蠕動がないソーセージ様の腫大した虫垂を探しているでしょ？

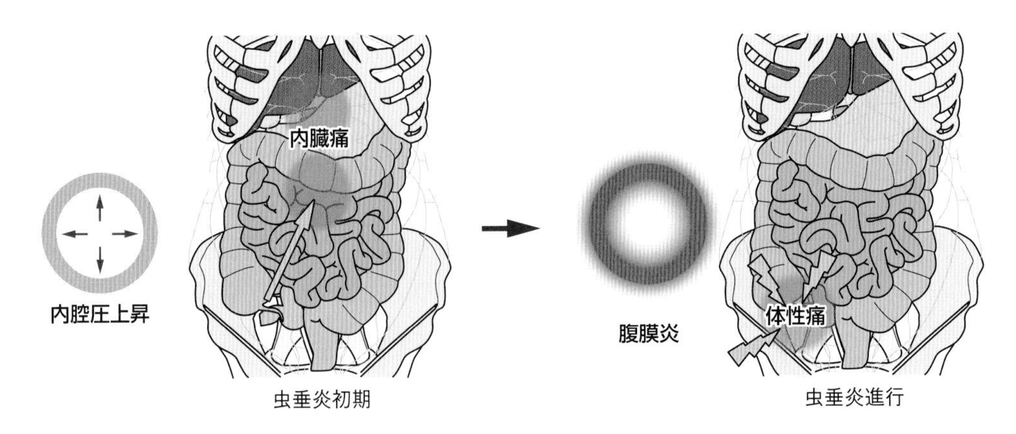

図1　虫垂炎の病態生理

❷ 虫垂炎が進行すると右下腹部痛になるわけ

虫垂炎が進行して，炎症が虫垂表面まで及ぶと，腹膜が刺激され局在のわかりやすい**体性痛**になる（図1右）．体性痛は脊髄神経を通り，**持続性右下腹部鈍痛**になる．腹膜炎になるため，腹膜刺激症状を呈してくるので，反跳痛や筋性防御が出てくる．虫垂炎が熟れ頃で，手術に行きたくて外科医がワクワク（？）するのがこの時期だ．

② 胆石発作・胆石胆嚢炎の病態生理（図2）

❶ 胆石発作が心窩部鈍痛なわけ

胆嚢は胆汁をいっぱい貯めて，食べものが十二指腸に来るのを虎視眈々と待っている（多分）．そしていざ食べものが来たら，「ヨッシャー！」とばかりに胆汁をぶっかける．しかし，このタイミングで胆嚢頸部に胆石がコロコロポンッとひっかかってしまうのが，胆石発作だ．グググッと胆汁を絞り出そうにも出口が詰まったのではどうしようもなく，**胆嚢内腔圧が上昇してしまう**（図2左）．そうなると，痛みの局在がわかりにくい**内臓痛**を呈するため，腹腔動脈神経節に痛み信号が送られて**持続性心窩部鈍痛**になるんだ．手術で実際に見たことがあればわかりやすいだろうが，胆嚢はペラッペラの紙のように薄くて**平滑筋がほとんどない袋**なんだ．平滑筋がほとんどないため，colickyな疝痛になるはずがないんだ．胆石発作で波のように痛みを感じることはかなり稀（2％）という．だから“biliary colic”というのは『命名ミス“misnomer”』とまでいわれているんだ．純粋な胆石発作では腹膜炎はないため，患者さんはもんどりうって痛がるんだ．十二指腸潰瘍穿孔のように腹膜炎があると，動くと痛いから微動だにしないのと対照的だよね．

残念ながらこの辺り，正しく記載しているテキストや教科書が少ない．**胆石発作は持続性心窩部鈍痛であると明記しているものってなかなかない**んだよねぇ（Am Fam Physician, 62：1386-1388, 2000）．

❷ 胆石胆嚢炎が右季肋部痛なわけ

胆嚢壁は非常に薄いので，内腔圧が上昇しつづけると，胆汁が胆嚢壁から染み出るように漏れ，胆嚢壁が肥厚してくる．そして胆嚢壁表面に炎症が達すると，腹膜を刺激するため，局在がわかりやすい**体性痛**として脊髄神経が痛みの信号を伝達し，**持続性右季肋部痛**になる（図2右）．胆石胆嚢炎になれば，Murphy徴候が出現するというわけだ．胆石発作

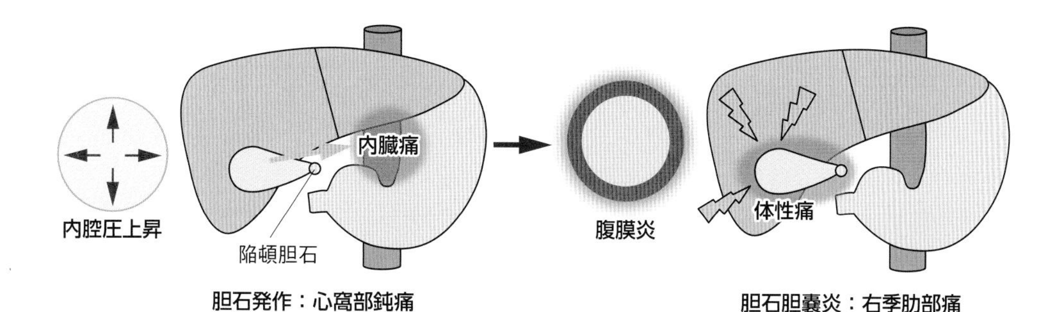

図2　胆石発作・胆石胆嚢炎の病態生理

は内臓痛であり，胆石胆嚢炎は体性痛であるということが理解できればいい．まさしく虫垂炎の初期と進行した場合に似ているでしょ？

また，胆嚢壁は非常に薄いので，胆石発作の段階で診断できなくても，比較的早期に胆嚢壁表面に炎症が及んで胆石胆嚢炎になるため，右季肋部痛をみて胆石胆嚢炎と診断されることが多い．純粋な胆石発作では心窩部痛であり，もし右季肋部痛も出ているなら，胆石胆嚢炎というべきなんだ．血液検査の炎症所見は遅れて上昇してくるので，胆石胆嚢炎初期では血液検査は引っ掛からない．

胆石発作・胆石胆嚢炎の考え方：虫垂炎と対比して覚えよう

- 虫垂炎初期：内臓痛・心窩部～臍周囲鈍痛 → 虫垂炎進行：体性痛・右下腹部痛，腹膜刺激症状
- 胆石発作：内臓痛・心窩部鈍痛 → 胆石胆嚢炎：体性痛・右季肋部痛，Murphy徴候

2) どうして胆石発作が見逃されるのか？

腹痛で救急受診する患者のうち10.88％は初診時は見逃され，再受診する羽目になってしまう．後になってわかる疾患で一番多いのは胆石症なんだよね（BMC Emerg Med, 20：37, 2020／Dan Med J, 66：A5549, 2019）．きっと初診時には心窩部鈍痛（胆石発作）で，再診時には右季肋部痛（胆嚢炎）になってわかりやすくなってたんじゃないかなぁ…あ，個人の感想です！

① 胆石疝痛，右季肋部痛＝胆石発作と誤認すると見逃す

胆石発作を右季肋部痛や胆石疝痛のはずと思い込んでしまっていると，心窩部鈍痛で胆石発作を想起しづらく見逃されてしまう．胆嚢炎になってからしか診断できないなんてイマイチだよね．

② 食事の病歴聴取が甘いと見逃す

“脂っこい食事”としか聞かないと見逃す．食事内容を細かく聞かないとダメ．**多くの胆石発作は食後2～3時間で発症する．**食事をしてから胃の中で食べものが約2 mmの大きさになるまで消化されて，胃から排出されるまでがちょうど2時間だからだ．しかしながら食べる内容にもより，液状であればもっと早く胃から排出されるため，食後数十分で胆嚢が収縮する場合もあることを頭の隅に入れておいた方がいい．**食後の時間は必ずしもあてになるわけではなく**，そのため見逃されることがある．

③ 夜間発症は難しい

仰臥位になると胆石が胆嚢底部から胆嚢頸部にかけてコロコロと転がっていくため，胆石発作は夜間に発症しやすい．食事だけでなく，体位にも影響を受けるんだ．右側臥位だと胆嚢が圧迫されて内腔圧が上昇してよくないそうだが，そのエビデンスは乏しい．食事をとっていない場合，空腹が続けば胆嚢は大きいのが当たり前であり，特に夜間発症の場合は痛みの性状だけからは診断が難しい．夜間は胃酸も増え，消化性潰瘍や逆流性食道炎も多いので，注意深く

病歴をつきつめないと混同されやすいよね.

④ 痛みがなくなると見逃しやすい

胆石発作は，必ずしも胆石のみとは限らず，**胆泥**が詰まることもある．胆石発作の痛みは急に発症し短時間でピークに達し冷や汗が出るくらい痛い．**持続時間は数十分～数時間（6時間＋α）に及ぶこともある**．このまま胆石胆嚢炎に移行すれば，Murphy徴候や右季肋部痛が出現し，超音波で胆嚢壁肥厚が証明されれば，胆嚢炎の診断は難しくない．しかしながら，**胆嚢炎に移行せず，胆石や胆泥が十二指腸に落ちてしまった場合，きつねにつままれたみたいに急にふっと心窩部痛がなくなってしまう**．そうなると，「謎の胃痛だ」とかなんとか言って，「胃痙攣」だの「急性胃炎」だの，「便秘」だのわけわからない病名をつけて煙に巻いてしまっているんだよね.「とりあえず様子をみましょう」というと，真相は迷宮入りなのだ．痛みがとれた後は，胆汁も流れるため，もう胆嚢は緊満していないので，治ってから超音波検査をしても役に立たないんだ.

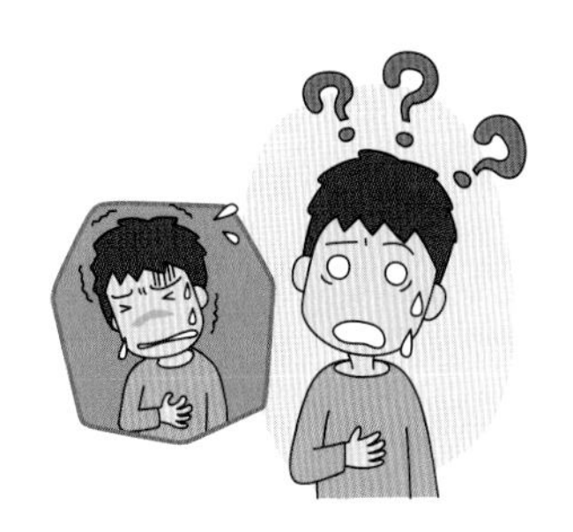

3) 脂っこい食事の落とし穴

脂っこい食事と膵胆道系疾患は切っても切り離せない関係にある．しかし，何をもって脂っこい食事と考えるのだろうか？ 天麩羅？ ステーキ？ 焼き鳥？ トンカツ？ KFC？…確かに脂の乗ったおいしい食事を想像しちゃう．では「卵サンドとサラダ」を食べた患者さんは「脂っこい食事」をしたと答えるだろうか？

卵は実はコレステロールの塊であり，胆嚢収縮させるには十分脂っこい食事なんだ．単に脂っこいものを食べませんでしたかと聞くのではなく，**詳細な食事内容を確認すること，特に卵を食べなかったかどうかをしっかり聞こう**．今回の患者Dも「脂っこいものは食べていません」と答えていたが，実際にはオムライスを食べていた.

4) 胆石発作の見つけ方

胆石発作（内臓痛：持続性心窩部鈍痛）を見つけるのは，実は ① **病歴（胆嚢を収縮させるに値する食事内容）＋② 持続性心窩部鈍痛＋③ 超音波所見（緊満した胆嚢）**でいい（図3）.

胆嚢管に陥頓した胆石なんて超音波でほとんど見つけられない．MRCPだと100％見つけられるが，超音波の感度はなんと14％しかないんだ．胆嚢内の胆石は陥頓しているわけじゃないから，胆石があったとしても原因でも何でもないので，どうでもいい存在なんだ．したがって，① **胆嚢が収縮するような食事**（脂っこい食事や卵料理）を食べてから（理想的には**食後2時間ごろ発症**），② **胆石発作らしい内臓痛（持続性心窩部鈍痛）**が出現し，そのうえで ③ **超音波で胆嚢が縮んでいないのが確認できれば**，それは明らかにおかしく，**胆嚢の出口が詰まっていると考えるべき**なのだ．そう，超音波では胆石そのものではなく，病歴を考えると縮んでいるはずの胆嚢が大きい（縮んでいない）という間接所見を見つければいい．胆石の有無は忘れていい！

胆嚢の大きさの実測値は体格によって変わるため，あまりあてにならない．胆嚢は管腔系臓器のため，**超音波で胆嚢を短軸で切ったときにまん丸になっていれば胆嚢は緊満して腫大して**

いると判定するんだ．もし楕円形なら，緊満していないと考え，胆石陥頓は否定的である．純粋な胆石発作の早期は胆囊壁肥厚は認めない．もし，胆囊壁肥厚や胆囊周囲の液体貯留像があれば，すでに胆囊炎に進行してきていると考える．こうなれば右季肋部痛やMurphy徴候が出てくる．

もちろん，空腹時は胆囊は大きいのが当たり前なので，それを認めたからと言ってやみくもに胆石発作と飛びついてはいけない．その場合はさらに病歴を掘り下げて鑑別を広く進めていかなければならない．

胆石発作見逃しの落とし穴

- 胆石発作を『胆石疝痛』や『右季肋部痛』と思い込んでいると見逃す
- 食事の病歴聴取が甘いと見逃す
- 夜間発症だと消化性潰瘍や逆流性食道炎と勘違いする
- 痛みがなくなってしまったとき，「とりあえず様子みましょう」とお茶を濁すと，答えは迷宮入り

5) 胆石発作の対応と鑑別診断

胆囊はもともとそんなに平滑筋がなく，内腔圧上昇に伴う炎症が胆石発作の主体のため，抗コリン薬（鎮痙薬）ではなく，**NSAIDsが推奨される**．これって尿管結石のときも同じなんだよね．何でもかんでも腹痛ならとりあえず，アセトアミノフェン（抗炎症作用なし）で対応するもんじゃないんだよ．飲み屋に入ったらとりあえず「生中」は許せても，こと結石（胆石発

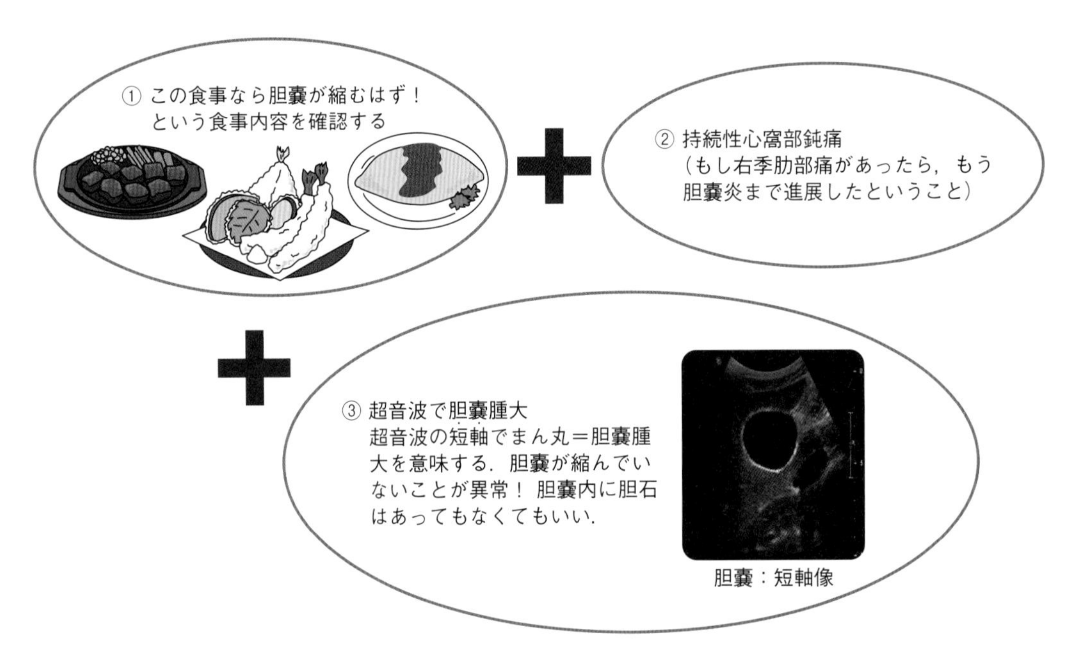

図3　胆石発作の見つけ方

作，尿管結石）に関してはテキトーな指示を出すんじゃなく，NSAIDsを使うべきなんだ．

胆石発作は数十分から長いと6時間以上も持続性鈍痛が続くことがある．その後，胆石や胆泥がしれっと通過してしまうと，嘘のように痛みが引いてしまい，それならそれでいいが，**胆石胆嚢炎に進行する（右季肋部痛の出現や発熱など）ことを常に考慮して，具体的なフォローアップを指導しよう．**胆嚢炎になったら，急性胆管炎・胆嚢炎診療ガイドライン2018（Tokyo Guidelines 2018：TG18）に沿って治療方針を決めていけばいい．

また**総胆管結石も胆石発作と同様に持続性心窩部鈍痛で出現してくるので，必ず鑑別を要する．**総胆管下部には平滑筋が増えるため，波のある蠕動痛（疝痛）が加わってくるのが特徴だが，痛みが強すぎて患者がうまく訴えることができない場合もある．**超音波で総胆管結石を同定できるのは30％にも満たない**ので，間接所見として**総胆管拡張がないかを必ず計測すべき**だ．総胆管拡張がある場合は，造影CTを追加して総胆管結石を検索しにいく．またたとえ炎症所見や血液検査が正常でも，胆管炎に進行することを予測して次の日フォローアップしないといけない．**総胆管結石なら重症胆管炎や胆石性膵炎など重篤な合併症をきたすことがあるため，緊急性が高くなり全然対応が異なってくる．**胆管炎の診断には①炎症所見，②胆汁うっ滞の血液所見，③総胆管拡張（またはステントなど胆管炎要因）が揃わないといけないが，そもそも発症初期には①や②の所見があるはずもなく，最前線で働く諸兄には，病気の進行を予測する豊かな想像力と緻密な説明力がいるんだよ．

胆嚢炎や胆管炎に関してはTG18があり，WEBでもダウンロード可能で，かつTG18のアプリもあるのでぜひ活用しよう．でも胆嚢炎と混同しないで，純粋な胆石発作をきちんと記載しているものってないんだよねぇ．だから誤診が多い気もするんだけどね…あ，個人の感想です♪

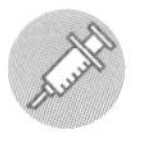

胆石よもやま合併症

胆石が胆石発作や，胆石胆嚢炎，重症胆管炎，胆石膵炎を生じることはときどき経験するだろう．ここはポストレジデントとして，もう少し突っ込んだ合併症も知っておこう（表）．Bouveretは，「ブーブレ（仏語）」「ブーブレット（英語）」と発音する．見たことないなぁ．

胆石腸閉塞は，英語では“Gallstone Ileus”と表記されるが，これも命名ミス“misnomer”と言われる．イレウスとは本来「麻痺性」を意味し，胆石による機械的な閉塞は「腸閉塞」“bowel obstruction”と表現すべきなんだ．

表　さまざまな胆石合併症

Mirizzi症候群	胆嚢頸部または胆嚢管に位置する胆石により総肝管の圧迫や狭窄・閉塞をきたした病態．
Bouveret症候群	瘻孔から落ちた胆石が胃出口や十二指腸を閉塞して生じた胆石腸閉塞．75歳以上の女性に多い．
胆石腸閉塞	胆石が瘻孔等を通して腸管に落ち込み腸閉塞をきたした病態．胆石症の0.3～0.5％の発生率．胆石は平均4 cm大．回盲部を閉塞することが多い（60～75％）．Bouveret症候群は4％．S状結腸は4％．

Check！ 文献

1) Lewis H, et al：Gallstones：Why are doctors so poor at recognising biliary colic? BMJ, 335：295, 2007
https://www.bmj.com/rapid-response/2011/11/01/gallstones-why-are-doctors-so-poor-recognising-biliary-colic

↑『胆石疝痛』"biliary colic"の命名ミスがどれだけ誤診につながっているか，きちんと教育されていないかを指摘するレター．Lewisらの報告ではきちんと胆石発作の症状を認識できた医師は21％だけだったという．

2) Hapca S, et al：Biliary colic. BMJ, 374：n2085, 2021（PMID：34518165）

↑10分コンサルトシリーズ．胆石発作（正しくは胆道発作）は急性発症の持続性心窩部鈍痛であると解説．食事との関連にはいろんなパターンがあるため，あまりこだわってはいけないという．胆石が見つからない場合は，心窩部～右季肋部痛，右方への放散痛，胸焼けがない，排便で改善しないという点が，胆石発作と診断するのに有用という．アレ？ 右季肋部痛ならもう胆囊炎になっているので，ちょっとこの解説もイマイチだなぁ．

3) Berger MY, et al：Abdominal symptoms：do they predict gallstones? A systematic review. Scand J Gastroenterol, 35：70-76, 2000（PMID：10672838）

↑イマイチ論文．腹部症状で胆石を予測できるかというメタ解析．biliary colic（胆石疝痛）（OR 2.6），放散痛（OR 2.8），鎮痛薬使用（OR 2）が胆石を有する予測としてボチボチ有用だったという．一般人口の胆石保有率の2倍程度にしかなっていない．しかしこの研究では胆石疝痛そのものの定義が，右季肋部痛になっていて，そもそもそれって胆石発作っていうより胆囊炎じゃん．さらに胆石が胆囊にないと胆石発作といえないと混同しているんじゃないかという，典型的胆石疝痛の誤認の研究．こんなんじゃ，正確な診断ができないよねぇ．

4) Fraquelli M, et al：Non-steroid anti-inflammatory drugs for biliary colic. Cochrane Database Syst Rev, 9：CD006390, 2016（PMID：27610712）

↑胆石発作にはNSAIDsがよく使用される．抗コリン薬（鎮痙薬）に比べて，より疼痛コントロールに優れており（RR 0.51），より合併症が少なかった（RR 0.27）．NSAIDsとオピオイドでは有意差なし（RR 0.98）．

5) Park MS, et al：Acute cholecystitis：comparison of MR cholangiography and US. Radiology, 209：781-785, 1998（PMID：9844674）

↑35例の胆石胆囊炎に対する小規模スタディ．MRCPでは胆囊管や胆囊頸部の陥頓胆石を100％見つけることができたのに対して，超音波では胆囊管の陥頓胆石はたったの14％，胆囊頸部の陥頓胆石は86％見つけるにとどまった．確かに胆囊管の場合は超音波じゃまず無理だよねぇ．

6) 「TG18新基準掲載 急性胆管炎・胆囊炎診療ガイドライン2018」（急性胆管炎・胆囊炎診療ガイドライン改訂出版委員会/主催，日本肝胆膵外科学会，他/共催），医学図書出版，2018
https://minds.jcqhc.or.jp/n/med/4/med0020/G0001075

↑**必読文献**．TG18として世界に誇る日本のガイドライン．

7) Kacprzyk A, et al："Analysis of readmissions to the emergency department among patients presenting with abdominal pain". BMC Emerg Med, 20：37, 2020（PMID：32398140）

↑単施設の救急を受診した928人の腹痛患者のうち101人（10.88％）が3カ月以内に救急を再受診していた．そのなかで最も多かったのは胆石症であった．再受診は高齢者に多く，手術を要する例も多くなったが，合併症や死亡率は増加していなかった．

8) Ravn-Christensen C, et al：Pathology is common in subsequent visits after admission for non-specific abdominal pain. Dan Med J, 66：A5549, 2019（PMID：31256781）

↑腹痛精査のため入院になった患者1,474人のうち非特異的腹痛として390人（26％）が退院となった．その後3カ月以内に再受診となった患者64人のうち，39人は非特異的腹痛のままで，25人は診断がついた．25人中10人は胆石症など胆道系疾患，4人は虫垂炎であった．

9) Trowbridge RL, et al：Does this patient have acute cholecystitis? JAMA, 289：80-86, 2003（PMID：12503981）

↑JAMAのRational Clinical Examinationシリーズの急性胆嚢炎．古典的good review.

10) Alemi F, et al：Gallstone Disease：Cholecystitis, Mirizzi Syndrome, Bouveret Syndrome, Gallstone Ileus. Surg Clin North Am, 99：231-244, 2019（PMID：30846032）

↑胆石関連合併症をもう1つ深掘りしたreview．ポストレジデントは必読だ．

11) Klekowski J, et al：The Current Approach to the Diagnosis and Classification of Mirizzi Syndrome. Diagnostics（Basel), 11：doi:10.3390/diagnostics11091660, 2021（PMID：34574001）

↑Mirizzi症候群のreview．すごく稀な疾患なのに5分類まである．基礎に慢性の炎症があって総肝管を圧迫していくんだ．

その他の心窩部痛のあれこれ

1）膵炎

膵炎も心窩部痛を呈し，多くは胆石かアルコールが原因となる．膵臓のすぐ後ろに神経叢があるから，膵炎になると，まるで激辛明太子（膵臓ってたらこに似てると思わない？）が神経叢に乗っかってるわけで，そりゃもう仰臥位になったら痛くて熱くてたまらないんだ．だから腹臥位になれば，神経叢から少しでも激辛の明太子を離すことができて楽になるんだよね．体位による影響が強いのが膵炎のイメージだ．

膵炎といえば，昔はすぐに絶飲食にして，エビデンスの乏しい動注療法を行い，抗菌薬をガンガン投与なんてトホホなことをしていた．現在は，もともといる腸内細菌を大事にして，なるべく早期に経腸栄養を開始し，軽症なら抗菌薬は投与しないことになっている．もちろん胆石膵炎なら，胆石を除去するのが最優先事項だ．

膵炎のガイドラインも2021年に大幅改訂され，「急性膵炎診療ガイドライン2021」としてPDFがダウンロードでき，かつアプリもJPN GL 2021としてダウンロードできる．

2）アニサキス

イカやしめさばなど新鮮な魚を食べたときに，食いついてくるのがアニサキス．日本ではよくみかけるけど，海外は一度凍らせた魚（アニサキスは死んでしまう）を解凍したものを寿司などに使うことが多く，かなり珍しい．アニサキスがいるなんてすごく新鮮なんだからいいお店だと思うが，食いつかれたお客としてはアニサキス憎けりゃ店まで憎いと，営業停止に追い込もうとクレームをつける事例が多い．よく噛んで食べれば大丈夫なんだけどね．

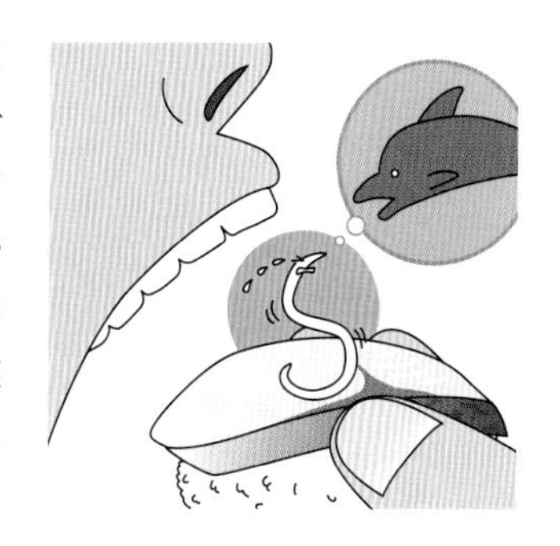

アニサキスも本来なら，イカやさばからもっと大きなイルカやクジラに旅したかったのに，勝手にインターセプトして人間が食べちゃうものだから，塩分の少ない人間の体の中に入っても3〜5日で死んでしまう運命なんだ．

アニサキスの痛みはアレルギーによるものといわれる．痛みは激痛から軽度まで人それぞれ異なる．内視鏡による除去が治療の基本になるが，高知大学の研究によると，なんと正露丸がアニサキスの虫体をバラバラにすることがわかった．すごーい！

3）上腸間膜動脈症候群（superior mesenteric artery：SMA症候群）

通常，上腸間膜動脈（SMA）は大動脈に対して25〜60°の角度を有して分岐している．大動脈と上腸間膜動脈の距離は10〜28 mm離れているのが普通だ．しかし体重が落ちて脂肪組織が減ることによって，SMAと大動脈の間が狭くなり十二指腸水平脚の通過障害が生じてしまう病態をSMA症候群という（図4）．cast syndromeやWilkie syndromeなどの別名もある．同部位が狭くて左腎静脈を圧迫してしまう病態もあり，Nutcracker症候群（左側腹部痛，血尿，蛋白尿，静脈瘤など）というんだ．

ごはんを食べると心窩部痛が出る（痛みの程度はさまざま），嘔吐することもあるという病歴の場合はSMA症候群も鑑別にあげるようにする．急性〜慢性経過で来院する．胃潰瘍の鑑別のために一度は上部消化管内視鏡が必要だ．SMA症候群の患者はやせ型が多いものの，超肥満の患者でダイエットをすごく頑張り，20 kg体重を落としたことでSMA症候群になった人もいたが，見た目は決してやせ型ではなかった．**見た目で決めつけてはいけない**．最近体重が落ちたか，意図して落としたかをきちんと聞かないといけない．また癌患者や高齢者で食が細くなり体重が落ちてSMA症候群になる患者も少なからずいる．側弯症等の術後発症例もある．成長期の子どもであれば，むしろ身体の成長に体重増加が追いつかない場合もSMA症候群になりうるので，**必ずしも体重減少の病歴は必発ではない**んだ．小児では体重減少は50％にしか認めなかったという報告もある（J Pediatr Gastroenterol Nutr, 42：522-525, 2006）．

腸閉塞と同じ症状が出るが，腹臥位や左側臥位，胸膝位で症状は軽減する．SMAを前に垂らして十二指腸を通りやすくすればいいだけだ．

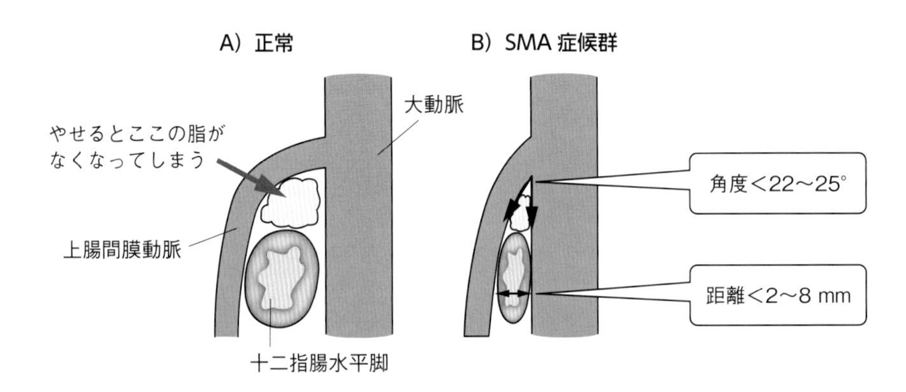

図4　SMA症候群の病態生理

CTで胃および十二指腸球部～下行脚が拡張していることを意識して見つけるようにしよう．**CTや超音波でSMAと大動脈の分岐の角度（＜22～25°）と距離（＜2～8 mm）が小さくなっている**のを計測すればSMA症候群と診断できる．

4）腹腔動脈圧迫症候群（正中弓状靱帯圧迫症候群）

腹腔動脈が発生学的にやや上から分岐している場合，横隔膜の正中弓状靱帯が腹腔動脈の根部を圧迫してしまうため，胃に十分血液が行き届かず，**食直後から胃の虚血により持続性心窩部痛が出る**という病態だ（図5）．食べすぎなければいいが，食べて比較的早期に胃の虚血から持続痛が出現する．運動によっても疼痛が誘発されることがある．実はこの腹腔動脈圧迫症候群はまだまだ議論の余地がある疾患で，痛みの機序は血流障害以外に，慢性の圧迫で腹腔動脈神経ガングリオンへの刺激が過多になり痛みが起こっているのではないかという説もある．心窩部の激痛を訴える患者さんをみると心筋梗塞や虫垂炎初期，胆石発作，大動脈解離，腹腔動脈解離，上腸間膜動脈閉塞など鑑別しなくてはならず，臨床家の頭を悩ませる．くり返して症状を訴える場合に，ようやくSMA症候群や腹腔動脈圧迫症候群も鑑別にあがってくるんだ．

多くは慢性経過のため，原因不明ということで漫然とプロトンポンプ阻害薬を処方されていることがある．ただでさえ胃の虚血で消化できないのに，プロトンポンプ阻害薬なんて出したら胃酸が減ってしまい余計調子が悪くなるから禁忌なんだ．腹腔動脈の圧迫は吸気時に軽減さ

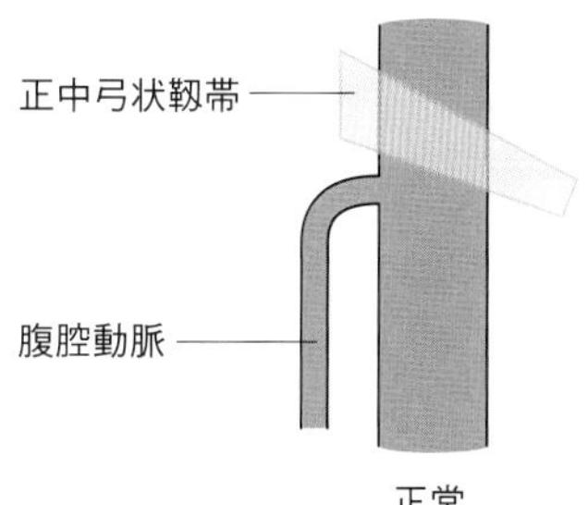

正常

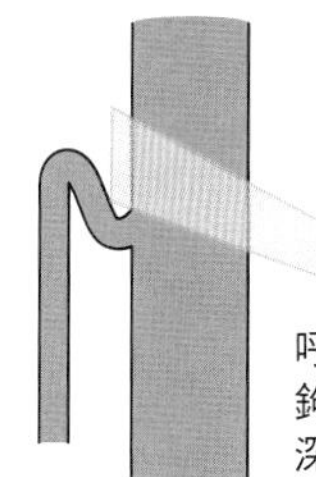

腹腔動脈圧迫症候群

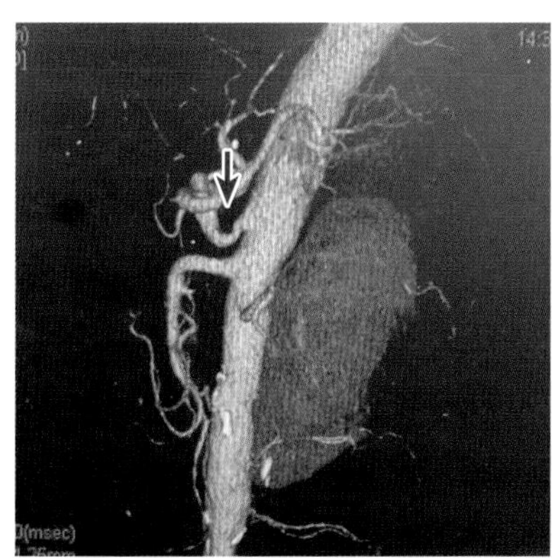

3DCT

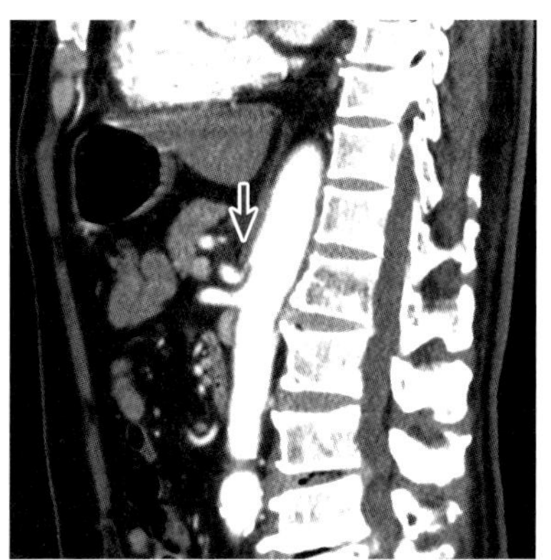

造影CT

図5　腹腔動脈圧迫症候群

れるため少し楽になり，呼気時に圧迫が強くなり痛みが出る．血管雑音が聞かれることもあり，吸気時に血管雑音が軽減し，呼気時に増強する．超音波で見ると，確かに呼気時に腹腔動脈が狭くなり血液流速が早くなる（＞350 cm/秒：正常＜200 cm/秒）．

この疾患の診断の落とし穴は実は造影CT．通常，造影CT時には患者さんに思いっきり息を吸ってもらうが，そうなると圧迫は解除されてしまうので，異常が指摘できなくなってしまうんだ．もし同疾患を疑ったら，患者さんに過換気をしてもらった後，息を吐いたところで止めてもらい造影CTを撮らないといけない．ふっふっふ．腹腔動脈は圧迫により50°以上屈曲してしまう．

治療は1回の食事量を減らす，濃厚膵臓性消化酵素などの消化薬の併用，漢方薬（六君子湯，大建中湯）など保存的治療を行う．無効例は手術で正中弓状靱帯の圧迫を解除するが，こんな深いところの手術はやりにくいのかも…．腹腔鏡下手術での解除も報告されている（J Vasc Surg, 50：134-139, 2009）．

腹腔動脈からの血流が少なくても上腸十二指腸動脈から血流があるので無症状の人も多いが，狭窄部位近くの血管に無理がかかるため動脈瘤ができて破裂するという合併症もあるのでご注意を．

まだまだあるぞ心窩部痛の鑑別診断

- アニサキス：正露丸がいいかも？
- SMA症候群：SMAと大動脈の角度＜22～25°，距離＜2～8 mmを確認せよ
- 腹腔動脈圧迫症候群：病歴で疑ったら，呼気時に造影CTを撮影すべし

Check！ 文献

12) 「急性膵炎診療ガイドライン2021 第5版」（急性膵炎診療ガイドライン2021改訂出版委員会/編），金原出版，2021
http://www.suizou.org/APCGL2010/APCGL2021.pdf

↑**必読文献**．日本の急性膵炎ガイドライン．JPN GL 2021：急性膵炎診療ガイドラインアプリもApple StoreやGoogle Playからダウンロードできる．

13) Matsuoka K & Matsuoka T：Over-the-counter medicine (Seirogan) containing wood creosote kills Anisakis larvae. Open Journal of Pharmacology and Pharmacotherapeutics, 6：9-12, 2021

↑正露丸がアニサキスに効果があるという高知大からの報告．正露丸と胃の消化液でアニサキスが分解するというYouTube動画はこちら（https://www.youtube.com/watch?v=-9Pf6rtX-E9Y）．

14) England J & Li N：Superior mesenteric artery syndrome：A review of the literature. J Am Coll Emerg Physicians Open, 2：e12454, 2021 (PMID：34179879)

↑SMA症候群の症例報告とreview．正常のSMAと大動脈の角度は28～65°，距離は10～34 mm．SMA症候群になると角度は22～25°未満，距離は2～8 mm未満となる．SMA症候群とNutcracker症候群について解説．

15) Salem A, et al：Superior mesenteric artery syndrome：A diagnosis to be kept in mind (Case report and literature review). Int J Surg Case Rep, 34：84-86, 2017 (PMID：28376419)

↑SMA症候群の症例報告とreview．正常のSMAと大動脈の角度は25～60°，距離は10～28 mm．

16) Kolber MK, et al：Nutcracker syndrome：diagnosis and therapy. Cardiovasc Diagn Ther, 11：1140-1149, 2021 (PMID：34815965)

↑Nutcracker症候群のreview．SMAと大動脈に挟まれて左腎静脈のうっ滞をきたす疾患．左側腹痛，血尿，蛋白尿を呈する．鼠径部に痛みが放散することもある．CTでSMAと大動脈の間で急に左腎静脈が狭小化しているのがわかる（感度91.7％，特異度88.9％）．圧迫部の左腎静脈径に対する左腎静脈門部の径の比（圧迫比）が2.25以上の場合うっ滞していると判定する（感度91％，特異度91％）．

17) Warncke ES, et al：Superior mesenteric artery syndrome：a radiographic review. Abdom Radiol (NY), 44：3188-3194, 2019 (PMID：31127323)

↑SMA症候群の画像診断のreview．正常のSMAと大動脈の角度は38～56°，距離は10～28 mmであるが，SMA症候群では角度が6～22°，距離が2～8 mmと狭くなる．CT，MRI，バリウム検査などに言及．

18) Le D, et al：Point-of-care ultrasound findings in the diagnosis and management of Superior Mesenteric Artery (SMA) syndrome. Am J Emerg Med, 55：233.e1-233.e4, 2022 (PMID：35241297)

↑SMA症候群の超音波診断の症例報告．POCUSでSMAと大動脈の角度<25°および距離<8 mmを見つければいい．日本ならすぐにこの評価はできるから知っておくと便利だ．

19) Goodall R, et al：Median arcuate ligament syndrome. J Vasc Surg, 71：2170-2176, 2020 (PMID：31882314)

↑腹腔動脈圧迫症候群（正中弓状靱帯圧迫症候群）のgood review．30～50歳の女性に多い（男女比1：4）．腹痛を有する者が91％．食後腹痛が62％，運動後腹痛が32％，誘因なし腹痛が33％．不安障害など精神疾患を有する者が28％．まだまだ認知度の低い疾患のため，診断のゴールドスタンダードはない．腹腔動脈に50°以上の屈曲があり，呼気時最高収縮期流速が350 cm/秒以上であれば，感度83％，特異度100％という．

20) Lynch K, et al：Celiac Artery Compression Syndrome：A Literature Review. J Diag Med Sonograph, 30：143-148, 2014

↑腹腔動脈圧迫症候群の症例報告とgood review．絵がきれいでいい．吸気時，呼気時の違いもCTや超音波で解説．

21) Baskan O, et al：Compression of the Celiac Artery by the Median Arcuate Ligament：Multidetector Computed Tomography Findings and Characteristics. Can Assoc Radiol J, 66：272-276, 2015 (PMID：25896451)

↑1,121人のMDCTを撮影したところ，腹腔動脈の圧迫所見を50人（4.6％）に認めた．そのうち21人は無症状で，22人は非心窩部痛，7人は心窩部痛を訴えた．5人は食後腹痛を訴え，2人は食事と無関係であった．調べてみると案外腹腔動脈の圧迫所見をもっている人も見つかることがあり，それだけで症状が出るわけではない．

22) Kim EN, et al：Median Arcuate Ligament Syndrome-Review of This Rare Disease. JAMA Surg, 151：471-477, 2016 (PMID：26934394)

↑正中弓状靱帯症候群の治療に関して詳しく解説．開腹術のみならず，腹腔鏡，血行再建，ステント，ロボット手術など．外科医もある程度知っておかないと手も足も出ないぞぉ．

×「結構心窩部痛が強いんですが，血液検査も腹部CTも異常がないんです．え？ 胆石ですか？ もちろんMurphy徴候もなく，右季肋部痛もなく，疝痛っぽくもないんです」

→胆石発作≒胆石疝痛と覚えていると，こんな勘違いくんのコンサルトになってしまう．胆石発作は鈍痛で心窩部痛なんだよ．

×「心電図，血液検査，超音波，CTも異常がなく，痛みも急になくなったらしいんで，便秘ってことでいいですか？」

→いやそもそも排便してないのによくなったなら便秘じゃないでしょ．痛がっていたときの超音波を見返すと，胆嚢はすごく緊満していたし，それに卵料理を食べて胆嚢が縮んでいないのはおかしいでしょ？

×「SMA症候群ですか？ いやいや，この患者さんは全然やせていませんし…」

→何と失礼な．実は体重100 kgから頑張って短期間で80 kgまでダイエットに成功したんだってさ．

×「いろんな検査も異常なかったんですが，結構心窩部痛をくり返すんです」

→食直後の心窩部激痛で，食事の量が少ない場合は症状が出にくいという病歴をしっかり捕まえれば，腹腔動脈圧迫症候群を疑うのは難しくない．超音波で腹腔動脈の圧迫像（呼吸による変化あり）を見つけることができるよ．CTは漫然と撮影するのではなく，呼気で撮影しよう．

林　寛之（Hiroyuki Hayashi）：福井大学医学部附属病院救急科・総合診療部

ようやくコロナ禍が過ぎそうになってきたものの円は安くなり，海外に行くにもかなり高額になったのは実に残念だ．電気代も高騰し，物価は上がり，住みにくい世の中になったよねぇ．COVID-19はワクチンができてからは風邪みたいなものだが，自己申告で2類相当なんていう制度を維持していたなんて…．「あ，俺，結核っす」と自己申告するようなもんだからね．あぁ，早くもとの生活に戻りたいね．あ，コロナにかかった研修医が死ぬほどつらかったと言っていたので，患者さんには優しくしてあげようね．
福井大学GGGのWEBセミナーにも来てね！

1986　自治医科大学卒業
1991　トロント総合病院救急部臨床研修
1993　福井県医務薬務課所属　僻地医療
1997　福井県立病院ER
2011　現職

日本救急医学会専門医・指導医
日本プライマリ・ケア連合学会認定指導医
日本外傷学会専門医
Licentiate of Medical Council of Canada

★後期研修医大募集中！ 気軽に見学にどうぞ！ Facebook⇒福井大学救急部・総合診療部

対岸の火事 他山の石

研修医が知って得する日常診療のツボ

中島 伸

他人の失敗を「対岸の火事」と笑い飛ばすもよし，「他山の石」と教訓にするのもよし．研修医時代は言うに及ばず，現在も臨床現場で悪戦苦闘している筆者が，自らの経験に基づいた日常診療のツボを語ります．

その257

緩まない糸結びの原則

遠い昭和の昔，私にも研修医だった時代があります．当時の私は麻酔科研修医でしたが，外科研修医の同級生が手術中に上級医に罵声を浴びせられるのを見ていました．

「おい，糸が緩んでいるぞ」

「そっちの糸を引っ張るから緩むんだ」

「ロックをかけろ，ロックを」

そういうセリフを何度聞かされたでしょうか？ 罵声ならまだいい方です．

「もうええ，オレがやるから代われ」

そう言われて縫うことも結ぶこともできず，単に糸を切るだけの存在になってしまう外科研修医．他人事とはいえ，悲しいですね．

さて，現在の初期研修では全員が外科や外科系診療科を経験することになっています．令和の時代，もはや閉創時に皮膚を合わせるのはステイプラーであり，絹糸で縫うというシーンはほとんどなくなりました．外減圧した際，頭皮を寄せるときに一時的に絹糸で全層縫合することがありますが，それですら用がすんだらその場で抜糸してしまいます．

とはいえ，緩まない結紮を行うことは随所で求められます．結紮の過程でロックをかけるのは基本中の基本，誰もができなくてはなりません．具体的にいえば，第1結紮を終えて第2結紮にとりかかるときに糸が緩まないようにするわけです．その理屈を知っておき，必要なときにサラッとできるようにしておきましょう．

そのためにまずは糸結びの原理原則を知っておくことが大切．両手結びでも片手結びでも器械結びでも，コツは下記の3つに集約されます．

① 第1結紮はまず順目の方向に糸を引き，次に逆目の方向に糸を引く

② 結紮点は中央でなく，端にもってくる

③ 引っ張っても緩みにくい糸と引っ張ると緩む糸があることを知る

順に説明しましょう．

① 第1結紮は順目の方向に糸を引いて締めた後に，逆目の方向に糸を引いてロックをかけよう

まず第1結紮の最初の動作では順目の方向に糸を引くべきです（図1）．こうすると対象とする組織が糸でうまく締まります．次に，順目に引っ張っていた糸を逆目の方向に引っ張るとロックがかかり緩ま

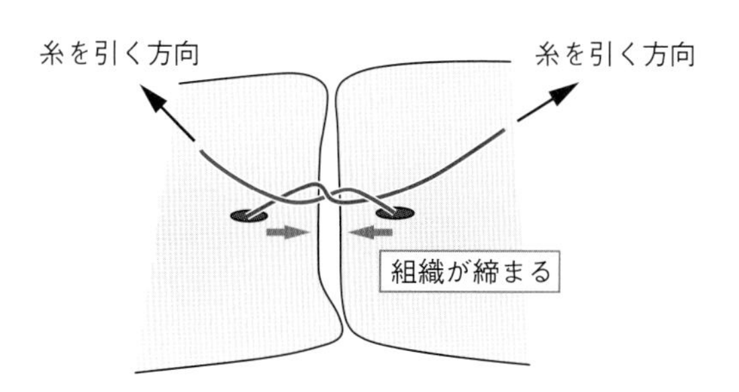

図1　第1結紮の糸を順目の方向に引くと組織がうまく締まる

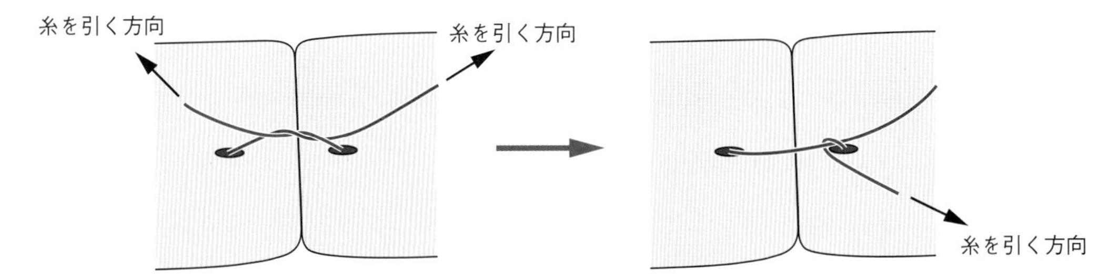

図2　第1結紮の糸は順目の方向に引いた後で逆目の方向に引くとロックがかかる

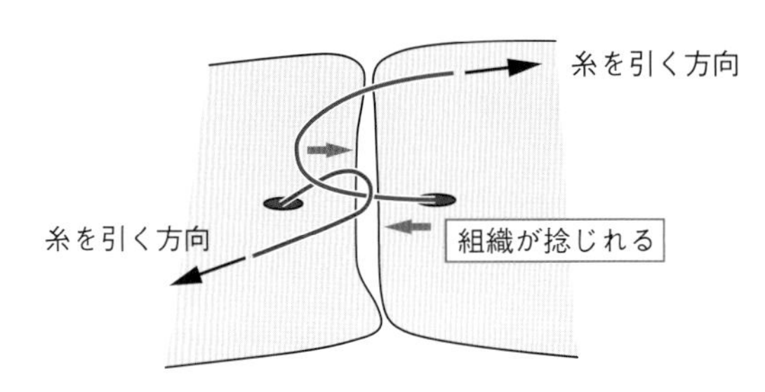

図3　第1結紮の糸を逆目の方向に引くと組織が捻じれてうまく締まらない

なくなるわけです（図2）.

もし第1結紮の最初の動作で逆目の方向に糸を引くと，組織が捻じれてしまってうまく締まりません（図3）.

② 中央でなく，端に結紮点をもってくるべし

ところがロックをかけようとしても，中央ではうまくかかりません（図4A）．ロックをかけるためには必ず結紮点を端にもってくる必要があります（図4B）．そうするとロックがかかるので，落ち着いて第2結紮をはじめることができます.

③ 引っ張っても緩まない糸と引っ張ると緩む糸があることを知る

第2結紮では持っている糸を強く引っ張らないことが大切です．糸を強く引っ張るとせっかくのロックが緩んでしまいます．このとき大切なのは，引っ張ったときに緩みにくい糸と緩みやすい糸があることを知っておくことです．引っ張っても緩みにくい糸というのは皮膚の中を通ってきた糸のこと（図5Aの青い糸）．引っ張ると緩みやすい糸というのは皮膚の上を通ってきた糸（図5Bの赤い糸）なので，これらを意識して区別をつけてください．緩みにくい方の糸を軽く引っ張りながら第2結紮を行いましょう（図5A）．逆に緩みやすい糸の方は，軽く引っ張っても緩んでしまうので要注意です（図5B）.

結紮の練習をしてみよう

普段の結紮の練習に使うのは手術用の絹糸やナイロン糸ですが，これらを入手できなければ，ホームセンターなどで売っているタコ糸や魚釣り用のテグスと呼ばれる糸を使うこともできます．皮膚については人工皮膚がなければ雑巾やタオルを使いましょう．また，練習のための持針器や鑷子などはアマゾンでも売っているので，自分用に購入しておくと誰に気兼ねすることもありません.

自分で練習する場合，回数もさることながら，

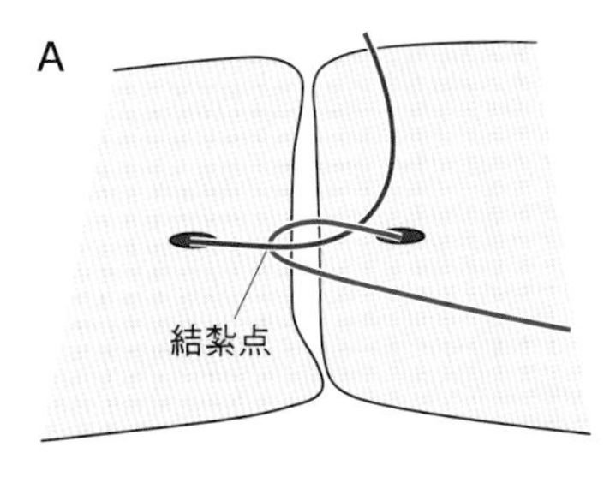

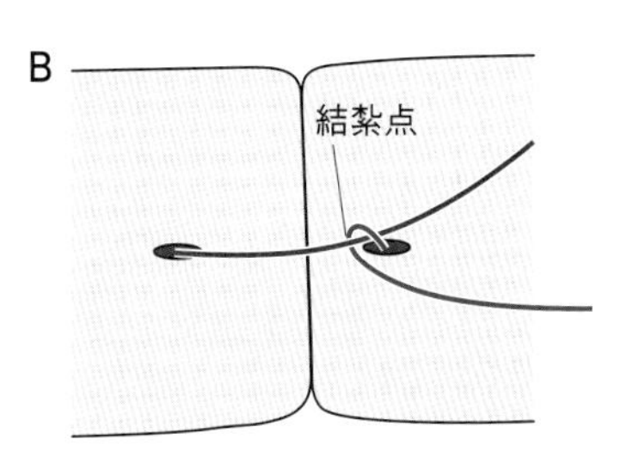

図4　結紮点の位置
A）結紮点が中央だとロックがかからない．
B）結紮点を端に寄せるとロックがかかる．

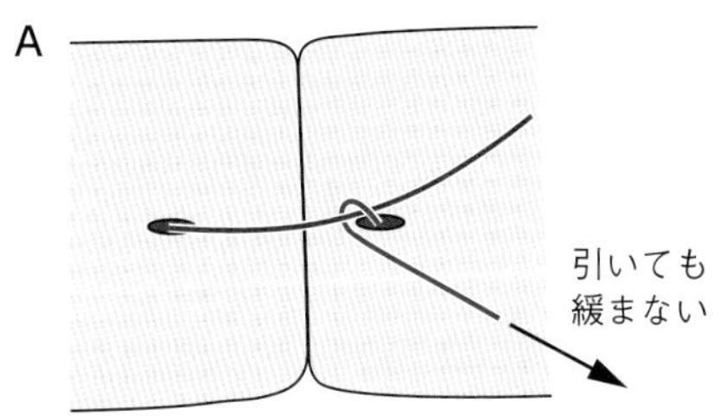

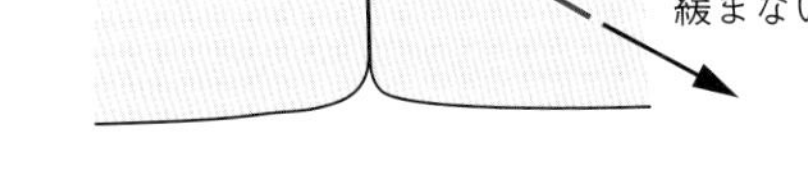

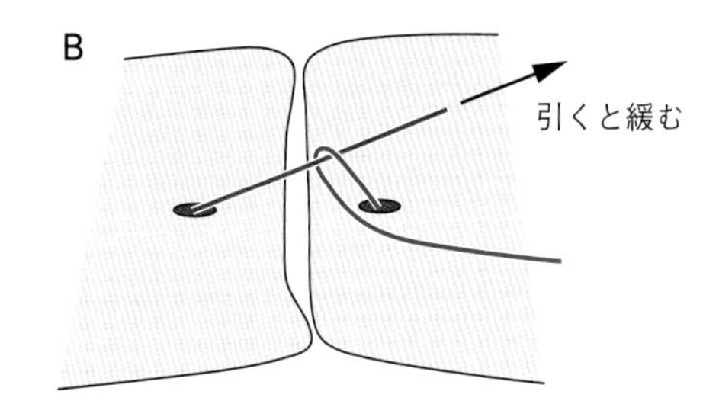

図5　緩みやすい糸・緩みにくい糸
A）皮膚の中を通ってきた糸（━）を引いても緩まない．
B）皮膚の上を通ってきた糸（━）を引くと緩む．

1回ずつ正しい方法を確認しながら練習することが大切です．先に述べた3つの原理原則に従いながら，両手結び，片手結び，器械結びと，あらゆるバリエーションで練習しなくてはなりません．そうすれば実りある外科研修をすることが可能になることと思います．読者の皆さんのご健闘をお祈りいたします．

最後に1句

> **外科医なら　皆がやるべき　糸結び**
> **原理原則　身につけろ**

中島　伸
（国立病院機構大阪医療センター脳神経外科・総合診療科）

著者自己紹介：1984年大阪大学卒業．
脳神経外科・総合診療科のほかに麻酔科，放射線科，救急などを経験しました．

BOOK REVIEW

「調べ方もわからない」臨床の疑問にあの先生はこう答えた！

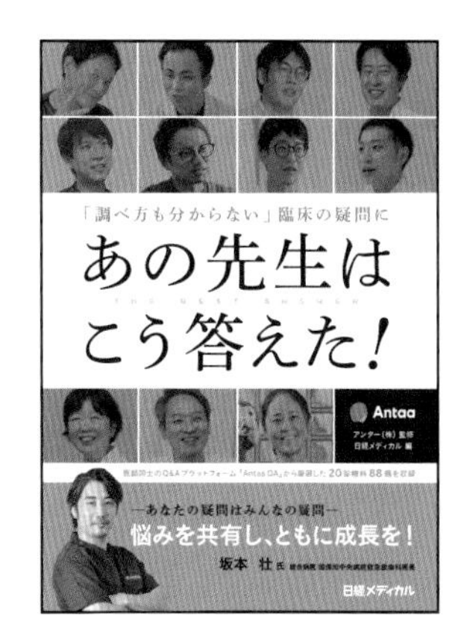

監／アンター株式会社，編／日経メディカル
定価6,600円（本体6,000円＋税10％），B5判，232頁，
日経BP

本書はアンターの主力サービスであるAntaa QA（以下AQA）の投稿内容を紹介した本です．AQAは医師であれば誰でも日々の疑問を投稿することができるサービスで，Yahoo！知恵袋のような匿名ではなく，NewsPicksのように実名でたまに超有名人が答えてくれます．さらに回答者の先生方の専門はジェネラリスト（総合内科／総合診療，感染症科）だけでなく，整形外科，外科，眼科，耳鼻咽喉科……，そして放射線科も！！！これは凄い！ クオリティーの高さは本書を読めばわかります．

皆さんは，わからないことがあったらどうしていますか？ ① ググる，② UpToDate，③ 専門家に尋ねる――．大事なことは②や③だけで終わらせず，②と③を往復すること．UpToDateの内容を日本で適用できないことってよくあります．*Clostridioides difficile*（CD）感染にメトロニダゾールはダメでフィダキソマイシンって書いてあるけど？ 指導医の話と本の内容が違っている！ 周りに専門家がいないから聞けません（泣）．大丈夫です．ソクラテスならAQAにこう投稿することでしょう．「自分はそういう問題について，実はよくわからないので，ぜひあなたの考えを聞かせてください」．真の学びは対話のなかから生まれます．

【本書から3つピックアップ】

- 山本大介先生（湘南鎌倉総合病院 脳神経内科：58ページ）：良性の線維束性収縮の解説に，ムンテラの方法というアートなことが書いてある．一般化して説明することで，抽象度が高まり，説得力が増し，批判的なニュアンスが軽減できる，とのこと．心憎い．
- 耳垢（124ページ）：耳掃除はよくないと文献で読んだことがありましたが，耳垢の種類は遺伝的要因で決まり，欧米はwax type，日本はdry type．欧米のガイドラインは日本では必ずしも当てはまらない，とのこと．なんと！
- 三叉神経第1枝領域の帯状疱疹（226ページ）：緊急で眼科を呼べと教わったが，翌日でよいと眼科の先生．うーん，またちょっと調べてみよう．

皆さんがもつ疑問はほかの人も抱きます．自分ならどう答えるか，調べながら読んでみて，終わったら実際にAQAで質問を投稿してみてはいかがでしょう．AQAで楽しく学べば，多くの仲間に出会えるはずです．

（評者）**竹之内盛志（一宮西病院 総合内科）**

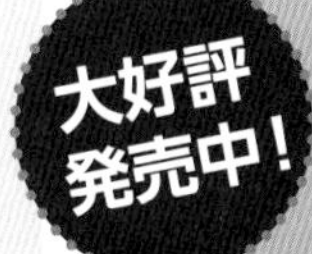

プライマリケアと救急を中心とした総合誌

レジデントノート Back Number

定価2,530円（本体2,300円＋税10％）
※2022年12月号までの価格は定価2,200円（本体2,000円＋税10％）

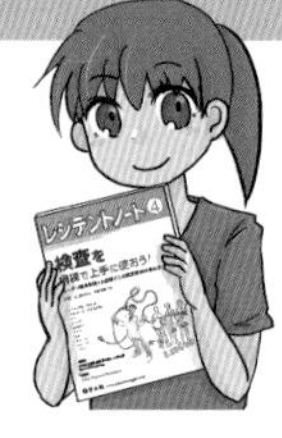

お買い忘れの号はありませんか？ すべての号がお役に立ちます！

2023年1月号（Vol.24 No.15）

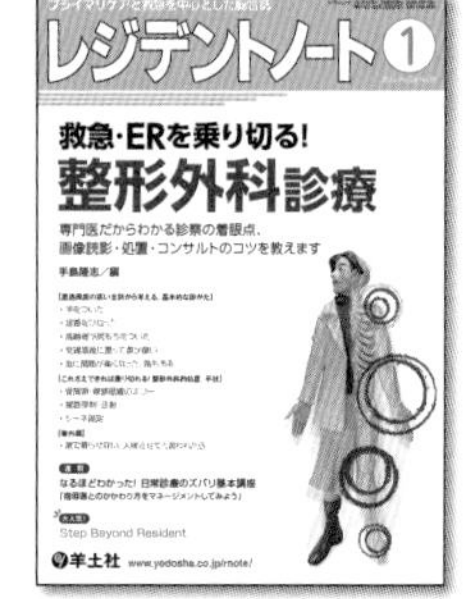

救急・ERを乗り切る！整形外科診療

専門医だからわかる診察の着眼点、画像読影・処置・コンサルトのコツを教えます

編集／手島隆志

2022年12月号（Vol.24 No.13）

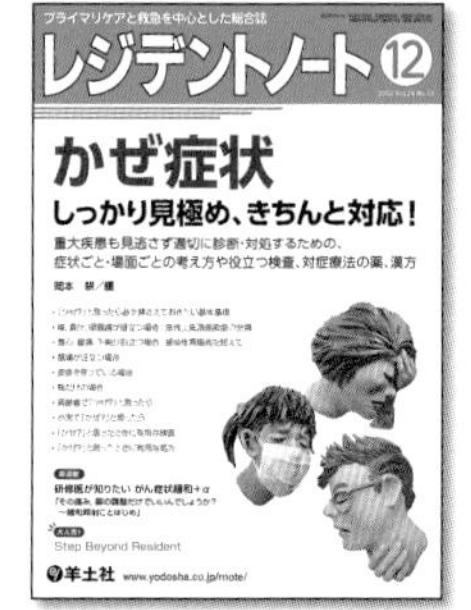

かぜ症状 しっかり見極め、きちんと対応！

重大疾患も見逃さず適切に診断・対処するための、症状ごと・場面ごとの考え方や役立つ検査、対症療法の薬、漢方

編集／岡本　耕

2022年11月号（Vol.24 No.12）

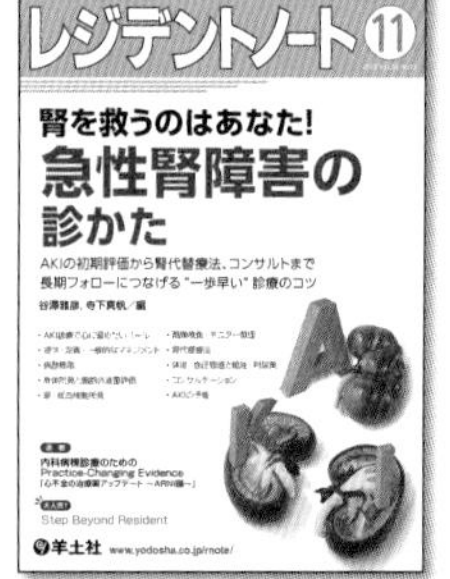

腎を救うのはあなた！急性腎障害の診かた

AKIの初期評価から腎代替療法、コンサルトまで長期フォローにつなげる“一歩早い”診療のコツ

編集／谷澤雅彦，寺下真帆

2022年10月号（Vol.24 No.10）

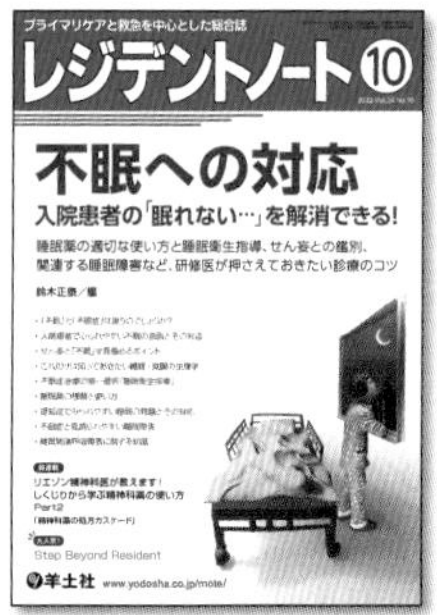

不眠への対応 入院患者の「眠れない…」を解消できる！

睡眠薬の適切な使い方と睡眠衛生指導、せん妄との鑑別、関連する睡眠障害など、研修医が押さえておきたい診療のコツ

編集／鈴木正泰

2022年9月号（Vol.24 No.9）

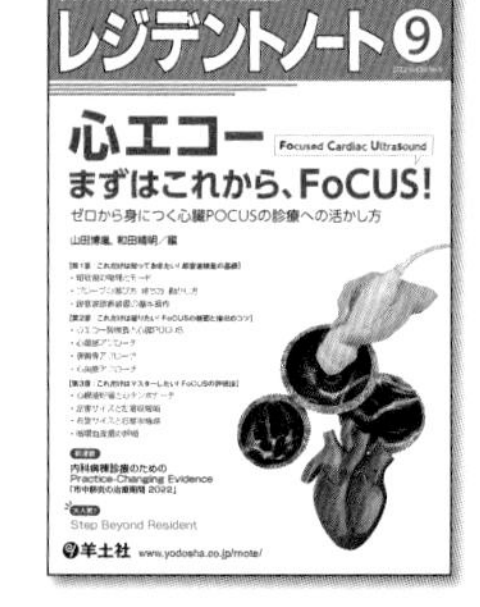

心エコー まずはこれから、FoCUS！

ゼロから身につく心臓POCUSの診療への活かし方

編集／山田博胤，和田靖明

2022年8月号（Vol.24 No.7）

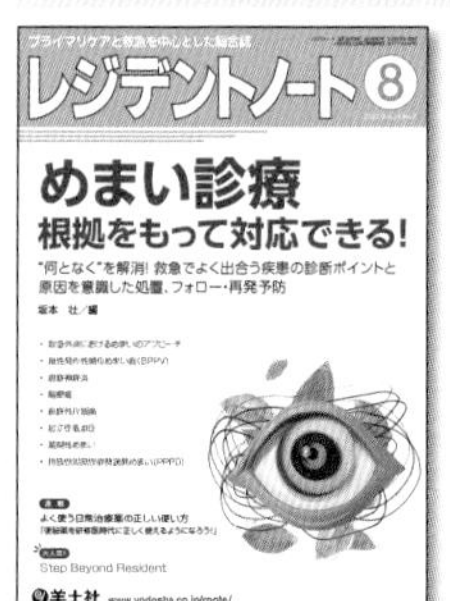

めまい診療 根拠をもって対応できる！

“何となく”を解消！ 救急でよく出合う疾患の診断ポイントと原因を意識した処置、フォロー・再発予防

編集／坂本　壮

2022年7月号（Vol.24 No.6）

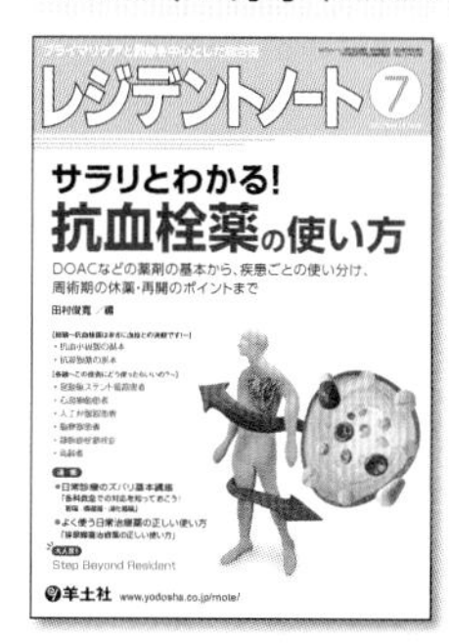

サラリとわかる！ 抗血栓薬の使い方

DOACなどの薬剤の基本から、疾患ごとの使い分け、周術期の休薬・再開のポイントまで

編集／田村俊寛

2022年6月号（Vol.24 No.4）

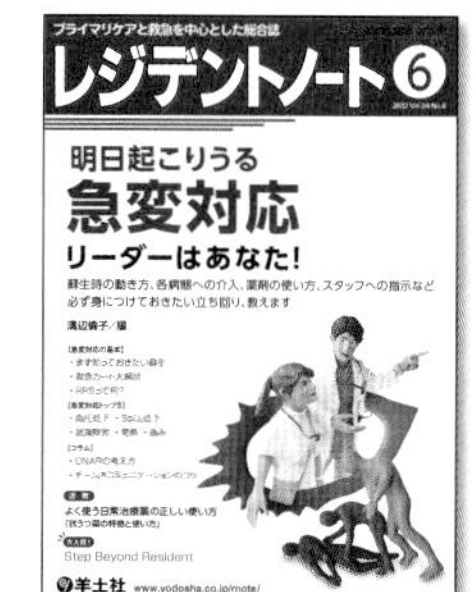

明日起こりうる 急変対応 リーダーはあなた！

蘇生時の動き方、各病態への介入、薬剤の使い方、スタッフへの指示など必ず身につけておきたい立ち回り、教えます

編集／溝辺倫子

2022年5月号（Vol.24 No.3）

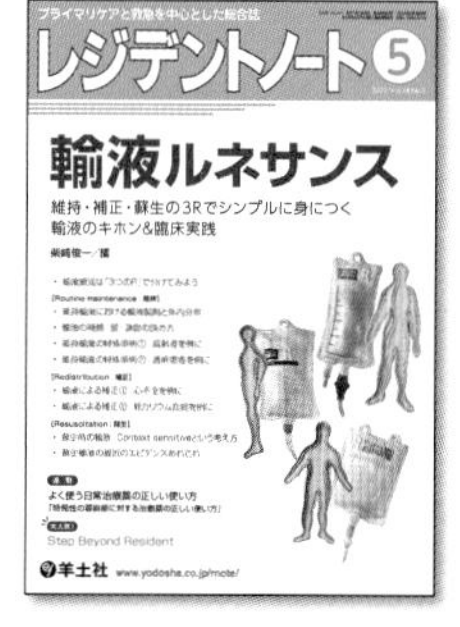

輸液ルネサンス

維持・補正・蘇生の3Rでシンプルに身につく輸液のキホン＆臨床実践

編集／柴﨑俊一

2022年4月号（Vol.24 No.1）

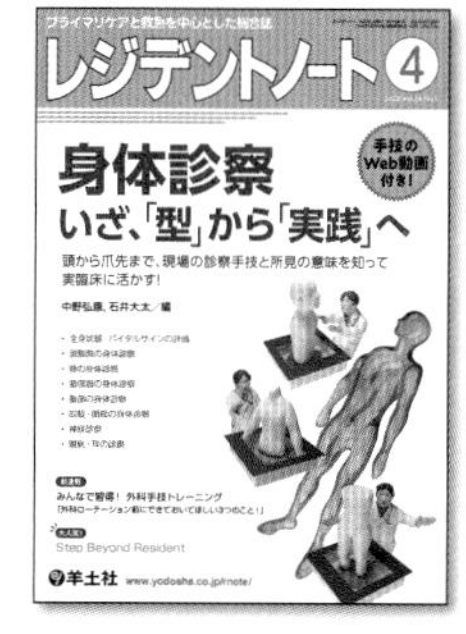

身体診察 いざ、「型」から「実践」へ

頭から爪先まで、現場の診察手技と所見の意味を知って実臨床に活かす！

編集／中野弘康，石井大太

2022年3月号（Vol.23 No.18）

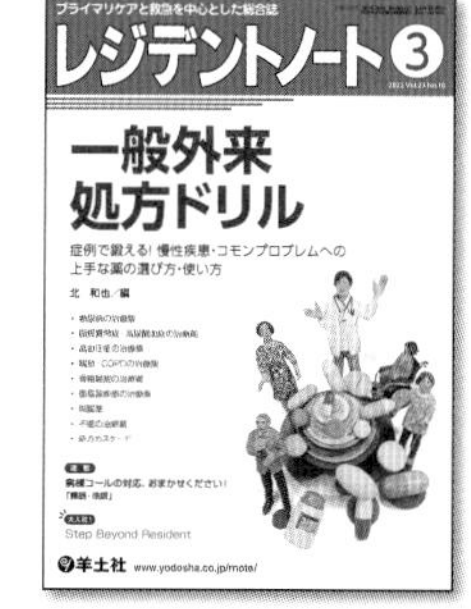

一般外来 処方ドリル

症例で鍛える！慢性疾患・コモンプロブレムへの上手な薬の選び方・使い方

編集／北　和也

2022年2月号（Vol.23 No.16）

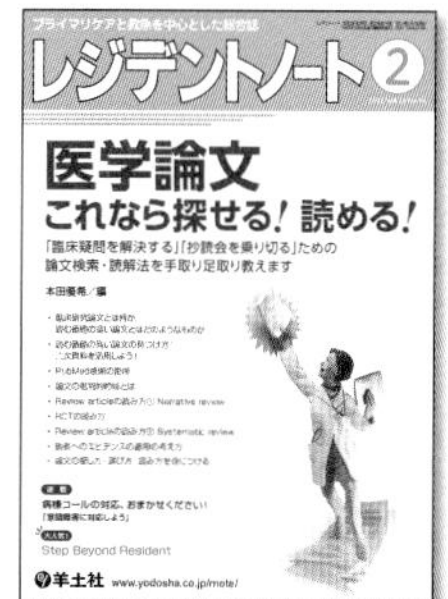

医学論文 これなら探せる！ 読める！

「臨床疑問を解決する」「抄読会を乗り切る」ための論文検索・読解法を手取り足取り教えます

編集／本田優希

以前の号はレジデントノートHPにてご覧ください ▶ www.yodosha.co.jp/rnote/

バックナンバーのご購入は，今すぐ！

- **お近くの書店で：レジデントノート取扱書店**（小社ホームページをご覧ください）
- **ホームページから** www.yodosha.co.jp/
- **小社へ直接お申し込み**
  TEL　03-5282-1211（営業）
  FAX　03-5282-1212

※ 年間定期購読もおすすめです！

レジデントノート 電子版バックナンバー

現在市販されていない号を含む，レジデントノート月刊 既刊誌の創刊号～2019年度発行号までを，電子版（PDF）にて取り揃えております．

・購入後すぐに閲覧可能　・Windows/Macintosh/iOS/Android対応

詳細はレジデントノートHPにてご覧ください

レジデントノート増刊

1つのテーマをより広くより深く

□ 定価 5,170円（本体4,700円＋税10%） □ 年6冊発行 □ B5判

Vol.24 No.14 （2022年12月発行）

病棟・救急でよくみる皮膚疾患に強くなる

皮膚所見を言葉で表現し，適切な診断・対処・コンサルトにつなげる

編集／田中　了

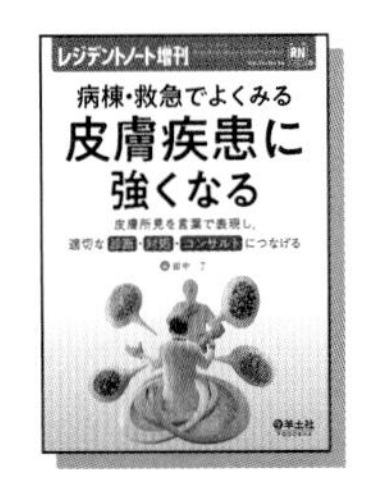

□ ISBN978-4-7581-1690-9

Vol.24 No.11 （2022年10月発行）

救急診療、時間軸で考えて動く！

緊急度・症候別に対応の優先順位を押さえ、適切な診断・治療・コンサルトができる

編集／武部弘太郎

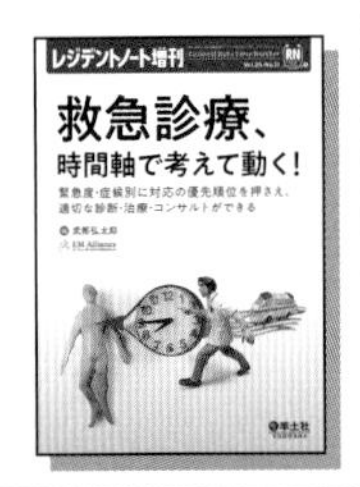

□ ISBN978-4-7581-1687-9

Vol.24 No.8 （2022年8月発行）

人工呼吸管理はじめの一歩

適応、モード設定から管理・離脱、トラブル対応まで、まるっとわかる！すぐできる！

編集／方山真朱

□ ISBN978-4-7581-1684-8

Vol.24 No.5 （2022年6月発行）

読影力がグッと上がる！胸部X線写真・CTの読み方、考え方

疾患別に読影の基本と各科での経過観察のポイント、撮影のタイミングがイチからわかる！

編集／室田真希子

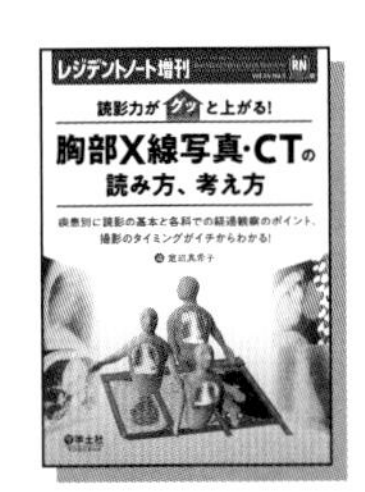

□ ISBN978-4-7581-1681-7

Vol.24 No.2 （2022年4月発行）

厳選！日常治療薬の正しい使い方

作用機序から納得！外来・病棟の処方に自信がもてる30テーマ

編集／一瀬直日

□ ISBN978-4-7581-1678-7

Vol.23 No.17 （2022年2月発行）

あらゆる場面のClinical Prediction Ruleを使いこなす

診断・治療方針が決まる、予後を予測できる！

編集／森川大樹，藤谷茂樹，平岡栄治

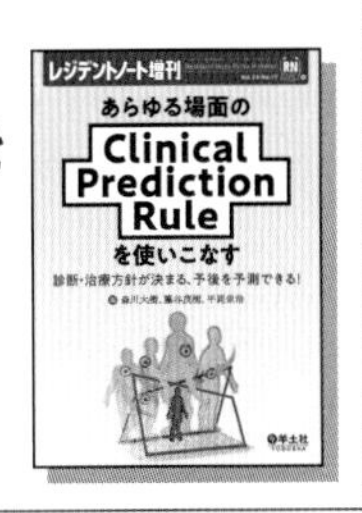

□ ISBN978-4-7581-1675-6

Vol.23 No.14 （2021年12月発行）

腎疾患の診察・検査できてますか？

診断精度からポイント・落とし穴・本音・限界まで現場で活躍中の指導医たちがやさしく語る！

編集／谷澤雅彦

□ ISBN978-4-7581-1672-5

Vol.23 No.11 （2021年10月発行）

心不全診療パーフェクト

シチュエーション別の考え方・動き方を身につけて心不全パンデミックに立ち向かう

編集／木田圭亮

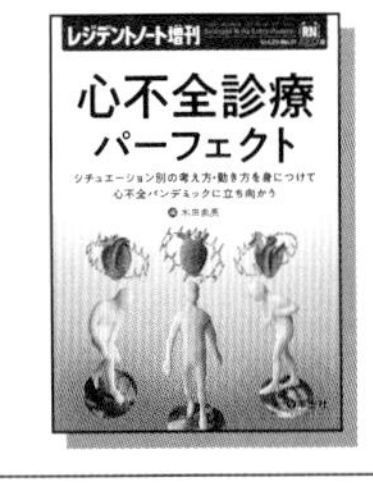

□ ISBN978-4-7581-1669-5

Vol.23 No.8 （2021年8月発行）

今こそ学び直す！生理学・解剖学

あのとき学んだ知識と臨床経験をつないで、納得して動く！

編集／萩平　哲

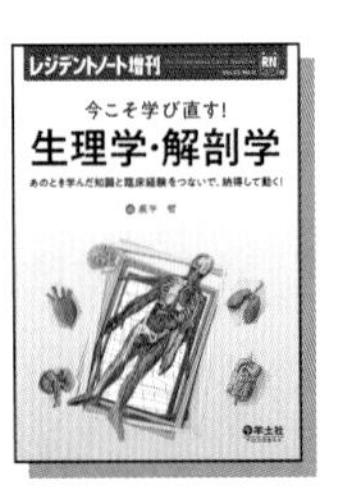

□ ISBN978-4-7581-1666-4

Vol.23 No.5 （2021年6月発行）

ステロイド研修医はコレだけ覚える

原理やCommon Diseaseでの基本の使い方からトラブルシューティングまで知りたいことを凝縮！

編集／蓑田正祐

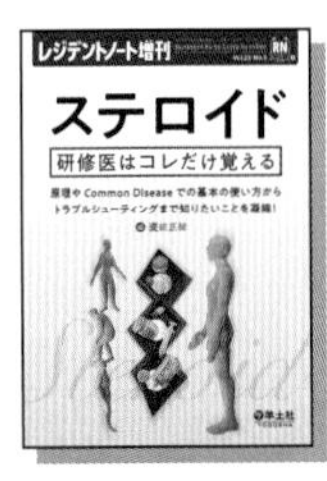

□ ISBN978-4-7581-1663-3

発行 羊土社 YODOSHA

〒101-0052 東京都千代田区神田小川町2-5-1 TEL 03(5282)1211 FAX 03(5282)1212

E-mail：eigyo@yodosha.co.jp

URL：www.yodosha.co.jp/

ご注文は最寄りの書店，または小社営業部まで

レジデントノート 次号 3月号 予告

(Vol.24 No.18) 2023年3月1日発行

特 集

これでデキる！ 糖尿病マネジメント (仮題)

編集／三澤美和 (大阪医科薬科大学 総合診療科)

3月号では，初めて糖尿病の患者さんを診る研修医を想定し，病棟や救急で糖尿病患者さんを診るにあたり知っておくべき糖尿病診療の基本や糖尿病治療薬の使い方，研修医が経験することの多い診療場面ごとの対応の実際，患者教育のしかたなどを，治療の流れを明記しつつご解説いただきます．患者さんの生活や心理面にも目を向けたトータルケアの基礎が身につく特集です．

連 載

● リエゾン精神科医が教えます！ しくじりから学ぶ精神科薬の使い方 Part2
「周産期における精神科薬」………… 井上真一郎（岡山大学病院 精神科神経科）

その他

※タイトルはすべて仮題です．内容，執筆者は変更になることがございます．

◆ 編集部より ◆

初期研修の2年間，長いようであっという間なのではないかと想像いたします．限られた時間をどう過ごしたいかはさまざまあるかと思いますが，今月号では「効率よく成長していける」ことをめざして，先輩たちが身につけてきた考え方や具体的な工夫を惜しみなく披露していただきました．ぜひ参考にしていただければと思います．

2023年になり春はもうすぐそこ，レジデントノートも引き続き先生方を全力で応援していきます！　（清水）

レジデントノート

Vol. 24　No. 16　2023〔通巻344号〕
2023年2月1日発行　第24巻　第16号
ISBN978-4-7581-1692-3
定価2,530円（本体2,300円＋税10％）［送料実費別途］

年間購読料
定価30,360円（本体27,600円＋税10％）
［通常号12冊，送料弊社負担］
定価61,380円（本体55,800円＋税10％）
［通常号12冊，増刊6冊，送料弊社負担］
※海外からのご購読は送料実費となります
※価格は改定される場合があります

発行人　一戸裕子
編集人　久本容子
副編集人　遠藤圭介
編集スタッフ　田中桃子，清水智子，伊藤　駿，溝井レナ
広告営業・販売　松本崇敬，中村恭平，加藤　愛
発行所　株式会社　羊　土　社
〒101-0052　東京都千代田区神田小川町2-5-1
TEL　03(5282)1211／FAX　03(5282)1212
E-mail　eigyo@yodosha.co.jp
URL　www.yodosha.co.jp/
印刷所　三報社印刷株式会社
広告申込　羊土社営業部までお問い合わせ下さい．

レジデントノート　2月号

掲載広告　INDEX

■ 企業

■ 病院